全国中等医药卫生职业教育"十二五"规划教材

U0273366

中药饮片调剂技术

（供药剂、中药等专业用）

主　编　蒋爱品（北京卫生职业学院）

副主编　卜训生（北京卫生职业学院）
　　　　姚学文（南阳医学高等专科学校）

编　委　（以姓氏笔画为序）
　　　　马　春（北京卫生职业学院）
　　　　马建知（北京现代职业学校）
　　　　王海花（山西药科职业学院）
　　　　史瑞林（北京市实验职业学校）
　　　　姜　辉（宁波经贸学校）

主　审　翟胜利（北京积水潭医院）

中国中医药出版社
·北京·

图书在版编目（CIP）数据

中药饮片调剂技术/蒋爱品主编 . —北京：中国中医药出版社，2013.8
全国中等医药卫生职业教育"十二五"规划教材
ISBN 978 -7 -5132 -1491 -9

Ⅰ . ①中⋯　Ⅱ . ①蒋⋯　Ⅲ . ①饮片 - 调剂 - 中等专业学校 - 教材　Ⅳ . ①R283.64

中国版本图书馆 CIP 数据核字（2013）第 129124 号

中国中医药出版社出版
北京市朝阳区北三环东路 28 号易亨大厦 16 层
邮政编码　100013
传真　010 64405750
三河市双峰印刷装订有限公司印刷
各地新华书店经销

*

开本 787 ×1092　1/16　印张 12　字数 262 千字
2013 年 8 月第 1 版　2013 年 8 月第 1 次印刷
书　号　ISBN 978 -7 -5132 -1491 -9

*

定价　25.00 元
网址　www. cptcm. com

全国中等医药卫生职业教育"十二五"规划教材
专家指导委员会

前　言

　　"全国中等医药卫生职业教育'十二五'规划教材"由中国职业技术教育学会教材工作委员会中等医药卫生职业教育教材建设研究会组织，全国120余所高等和中等医药卫生院校及相关医院、医药企业联合编写，中国中医药出版社出版。主要供全国中等医药卫生职业学校护理、助产、药剂、医学检验技术、口腔修复工艺专业使用。

　　《国家中长期教育改革和发展规划纲要（2010－2020年)》中明确提出，要大力发展职业教育，并将职业教育纳入经济社会发展和产业发展规划，使之成为推动经济发展、促进就业、改善民生、解决"三农"问题的重要途径。中等职业教育旨在满足社会对高素质劳动者和技能型人才的需求，其教材是教学的依据，在人才培养上具有举足轻重的作用。为了更好地适应我国医药卫生体制改革，适应中等医药卫生职业教育的教学发展和需求，体现国家对中等职业教育的最新教学要求，突出中等医药卫生职业教育的特色，中国职业技术教育学会教材工作委员会中等医药卫生职业教育教材建设研究会精心组织并完成了系列教材的建设工作。

　　本系列教材采用了"政府指导、学会主办、院校联办、出版社协办"的建设机制。2011年，在教育部宏观指导下，成立了中国职业技术教育学会教材工作委员会中等医药卫生职业教育教材建设研究会，将办公室设在中国中医药出版社，于同年即开展了系列规划教材的规划、组织工作。通过广泛调研、全国范围内主编遴选，历时近2年的时间，经过主编会议、全体编委会议、定稿会议，在700多位编者的共同努力下，完成了5个专业61本规划教材的编写工作。

　　本系列教材具有以下特点：

　　1. 以学生为中心，强调以就业为导向、以能力为本位、以岗位需求为标准的原则，按照技能型、服务型高素质劳动者的培养目标进行编写，体现"工学结合"的人才培养模式。

　　2. 教材内容充分体现中等医药卫生职业教育的特色，以教育部新的教学指导意见为纲领，注重针对性、适用性以及实用性，贴近学生、贴近岗位、贴近社会，符合中职教学实际。

　　3. 强化质量意识、精品意识，从教材内容结构、知识点、规范化、标准化、编写技巧、语言文字等方面加以改革，具备"精品教材"特质。

　　4. 教材内容与教学大纲一致，教材内容涵盖资格考试全部内容及所有考试要求的知识点，注重满足学生获得"双证书"及相关工作岗位需求，以利于学生就业，突出中等医药卫生职业教育的要求。

　　5. 创新教材呈现形式，图文并茂，版式设计新颖、活泼，符合中职学生认知规律及特点，以利于增强学习兴趣。

　　6. 配有相应的教学大纲，指导教与学，相关内容可在中国中医药出版社网站

（www.cptcm.com）上进行下载。本系列教材在编写过程中得到了教育部、中国职业技术教育学会教材工作委员会有关领导以及各院校的大力支持和高度关注，我们衷心希望本系列规划教材能在相关课程的教学中发挥积极的作用，通过教学实践的检验不断改进和完善。敬请各教学单位、教学人员以及广大学生多提宝贵意见，以便再版时予以修正，使教材质量不断提升。

中等医药卫生职业教育教材建设研究会

中国中医药出版社

2013 年 7 月

编写说明

本教材为全国中等医药卫生职业教育"十二五"规划教材，由全国多省市长期从事职业教育的教师编写，并由著名行业专家审定，可供药剂专业、中药等专业中药饮片调剂教学使用，也可作为药店、医院中药饮片调剂技术培训教材。

本教材以国家职业资格《中药调剂员》标准为依据，以岗位需要为前提，以培养学生的综合职业能力为本位编写。教材分上、下两篇。上篇包括中药饮片调剂基础入门、中药饮片调剂工作岗位的各项工作内容，并以饮片调剂工作流程的先后顺序编排章节。每一章节的内容又有知识要点、课堂活动、知识链接等板块，操作性的内容附有多幅图片，使教材生动形象，符合中职生的阅读习惯。下篇包括中药饮片调剂八个实训内容，为教师组织实训教学与技能考评提供指导。本教材编写不过分突出知识的系统性，比较注重知识与技能相结合的实用性，从而满足中药饮片调剂教学以及认证考核和上岗从业的需要。

教材的第一章中药饮片调剂技术入门及实训一、二主要由蒋爱品老师编写，第二章撺斗与装斗、第四章计价与收费以及实训三由史瑞林老师负责编写，第一章的中药处方与中药名称部分、第三章审方以及实训四由卜训生老师负责编写，第五章调配与复核及实训五由姜辉老师负责编写，第六章包装与发药、实训六主要由马春老师负责编写，第七章代客煎药、实训七主要由王海花老师负责编写，第八章中药饮片的贮藏与养护由姚学文老师负责编写，第九章中药饮片调剂实例及实训八由马建知老师编写。本教材在编写过程中得到了编委所在学校的大力支持，同时也得到了部分医院中药房、中药店连锁企业和行业专家的大力支持，在此一并致谢。

本教材是药剂、中药等专业学习中药饮片调剂技术的教学用书。由于编者水平有限，书中错误在所难免，衷心希望同学和同道在使用过程中提出宝贵意见，以便再版时修改。

《中药饮片调剂技术》编委会

2013 年 5 月

目 录

上 篇

附 录

上　篇

第一章　中药饮片调剂技术入门

 知识要点

　　中药饮片调剂的概念；中药调剂员的职责；中药饮片调剂的工作依据；中药饮片调剂室基本设施；中药饮片调剂的常用工具；中药处方格式与分类；中药名称。

第一节　概　　述

一、中药饮片调剂的概念

　　中药饮片调剂是中药店或中药房的调剂人员根据医师处方要求，依据配方程序和原则，及时、准确地将中药饮片调配和发售成供患者使用的药剂的一项操作技术。

　　中药饮片调剂是一门综合学科，包括中药饮片的鉴别，中药的性能、配伍、禁忌、功效、剂量、用法，中医处方、中药调剂常规用名、中药处方应付常规，中药汤剂煎煮以及中药饮片的贮藏与养护等知识和技能。

　　中药饮片调剂工作是一项复杂而严谨的技术工作，它直接关系到中医临床治疗效果和用药安全，只有符合医师处方要求，正确无误的调配药物，才能使中医理法方药取得一致，更好地为广大患者服务。

二、中药调剂人员的职责

按照国家职业资格要求，中药调剂人员必须具备中医药专业知识，熟悉中药调剂理论和操作技能，取得中药调剂员证，并且身体健康。中药调剂工作关系到患者用药的安全有效，影响到人的健康和生命，因此，中药调剂员不仅要刻苦钻研业务，掌握中药调剂专业知识和技能，还必须时刻牢记自己的职责。

1. 中药调剂人员要忠诚人民健康事业，热爱本职工作，救死扶伤，实行人道主义，全心全意为人民服务。调配药品要认真负责，精神集中，对顾客、患者要热情，耐心解答有关业务问题，做到"小病当大夫，大病当参谋，急病人之所急"。

2. 按照医师处方要求，依据中药调剂常规、中药炮制规范、药品管理法等有关规定，严格进行中药调配。调配处方要准确无误，药味齐全，剂量准确，洁净卫生。

3. 中药饮片调剂按中药饮片调剂规程和传统调剂习惯进行调配，按审方、计价、调配、复核、发药五个程序的常规要求进行调剂操作。

知识链接

中药调剂员是根据医师处方要求，按照中医用药特点，从事中药饮片调配、中成药配方、临方制剂配制的人员。

1. 从事中药饮片调剂工作人员必须具备下列条件之一，才能从事饮片调剂工作。

（1）经过中药中专（含）以上学历学习并取得毕业证书或中药士及以上技术职称者；

（2）取得执业中药师资格者；

（3）中药饮片调剂复核人员，必须具有中药师及以上技术职称，并由本单位领导指派任命。

2. 有下列情况之一者，不得从事中药饮片调剂工作。

（1）未经系统学习中医药理论和有关知识、技能或没有取得相关任职资格证书者；

（2）患有精神病、严重皮肤病及可能影响药品质量的传染病者；

（3）每年进行健康体检，体检不合格者。

4. 中药饮片调剂严禁以伪充真，以生代制，生制不分，乱代乱用。调剂人员不但要对药品名称、剂量负责，还要对药材炮制是否得当和真伪优劣负责，确保每味药都符合临床要求。对伪劣药品、霉变药品、炮制不合格药品、配伍禁忌药品、毒性中药超剂量等不得调配。

5. 毒性中药严格按《医疗用毒性药品管理办法》进行调配。对毒性药品、贵重药品应专柜加锁，专人专账管理，不得与普通药混放。做到逐日销存统计，每月清查，账物相符。

6. 根据医师处方要求，负责临时炮制。根据中药煎煮常规进行煎煮。

7. 认真执行"四签"核对制度。"四签"即计价者签字，调配者签字，复核者签字，发药者签字。中药饮片调剂必须经过第二人复核。未经过复核的药剂，不得发出。

8. 耐心解答患者关于中药饮片的用法、用量、使用注意、功效、煎煮方法等用药咨询。

9. 保持调配室内整洁，药品、药物放置有序，设备、工具卫生整洁；药柜斗应经常清理，杜绝串斗、虫蛀、药品变质、不洁等现象。

10. 调剂员必须衣帽整洁，注意个人卫生并保持好室内卫生，应严格遵守劳动纪律，不擅自脱岗，不迟到早退。

 课堂互动

根据调剂人员的职责要求，请同学说一说在调剂岗位上不应有的职业形象有哪些？怎样做才是正确的？

三、中药调剂的起源与发展

中药调剂的起源和发展经历了长期的实践过程，历代前贤逐渐积累了极为丰富的经验，形成了这门学术性、技术性较强的学科。《史记·殷本纪》中记载了商代伊尹善于把药材制成汤液供人服用，首创了汤剂，标志着方剂的诞生，而调配方剂的过程就是最初的中药调剂。古代中药调剂被称为"合药分剂"、"合和"、"合剂"。我国现存最早的中药学典籍《神农本草经》收载了数百种中药，介绍了中药的采收、配伍及加工炮制，中药的优劣与真伪鉴别，以及用法与用量等调剂知识，为中药组方和调剂提供了理论依据。东汉名医张仲景的《伤寒杂病论》对调剂方法有了详尽的论述，包括煎药的火候、溶剂、煎法（先煎、后下、包煎、另煎、烊化、冲服等）、服法（温服法、顿服法、分服法等）以及服用量、禁忌等。唐代孙思邈的《备急千金方》对秤、斗、升、合、铁臼、箩筛、刀、玉槌、磁钵等古代调剂工具做了详细记载。

唐代出版的《新修本草》载药 844 种，被公认是世界上最早由国家颁布的药典。明代著名的医药学家李时珍集毕生精力编纂的中药巨著《本草纲目》及陈嘉谟著《本草蒙筌》均是富有中药调剂理论和实用价值的重要著作。

新中国成立后，在继承和发扬中医药学遗产的基础上，充分应用现代科学技术，制定地方性药品标准和炮制规范，国家药典不断再版，建立健全药品检验机构，大大促进了中药调剂的规范化、制度化、科学化，使中药调剂工作取得可喜的进展。

四、中药饮片调剂的工作依据

中药饮片调剂学习和工作必须参考的有关法律、法规有《中华人民共和国药品管理法》、《中华人民共和国药典》2010 版一部、《药品经营质量管理规范》、《中华人民共和国卫生部药品标准》、《处方药与非处方药分类管理办法》、《医疗用毒性药品管理办法》、《中药饮片调剂规程》、《中药饮片炮制规范》等。

第二节　中药饮片调剂职场环境与工具

一、中药饮片调剂室基本设施

1. 饮片斗柜　中药饮片斗柜也叫格斗橱、"百眼橱"、"百药斗"，由众多药斗抽屉组合而成，用于盛装中药饮片，供调剂处方使用。如图1-1。由于它封闭严，可防虫蛀、鼠咬，并防串味、掉屑，所以非常适合饮片贮藏。

饮片斗架一般为木制，现也有用不锈钢、铝合金等金属制造品。规格可根据调剂室面积大小和业务量的多少来确定。药斗分大小两种，小药斗位于斗柜的上部，可按"横七竖八"或"横八竖八"排列，每个药斗中又可分为2~3格。大药斗设在斗柜最下层，通常设置3~4个。底部大药斗不分格或分为两格，用来盛装某些体积大而质地轻泡的中药，也可盛装用量大的中药。一般中药房可配备此类药斗柜3~5架。

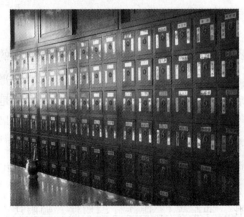
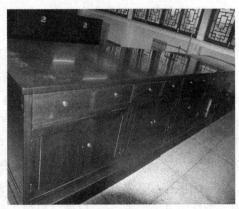

图1-1　饮片斗柜　　　　　　　　　　　　　　　**图1-2　调剂台**

2. 调剂台　又称栏柜，是调剂工作的工作台。其规格可以根据调剂室大小而定。材料多选用木质框架，铝合金或大理石台面，要求台面光滑，便于调配。调剂台内侧设有抽屉，用于存放部分常用饮片或调剂用具。调剂台和饮片斗架通常配套，如图1-2。

3. 储药柜　中转库的储药柜也是斗架式，只是比调剂室的要大，近年来，出现铝合金封闭式储药柜，地上铺设轨道，大封闭立柜式，侧面设有摇把，里边设多个储药斗，用毕，可用摇把将大门关上，立柜箱顺轨道推到一起，既轻便又少占面积，而且防虫、防鼠。立柜内按规律排列，柜外贴标记，查找方便，便于管理。

 课堂互动

1. 观察模拟中药房或中药店，指认饮片斗架、调剂台，并说明它们的功用。

2. 观察模拟中药房或中药店，说出饮片斗架、调剂台的排布方式。

相关链接

中药调剂室布局

中药调剂室内部应根据具体情况，科学地组合饮片斗架、调剂台，使其整齐，一目了然，便于工作。常见的排列方式有以下几种。

1. "回"字型排列　即将饮片斗架布列于室内四周，成"回"字型，中间放调剂台，四周可以供多人调配。这种排列方式的优点是空间大，便于操作。缺点是占地面积大，光线差，堵窗而致空气流通不好。

2. "一"字型排列　即将饮片斗架排列在一条线上，前面放调剂台，这样不堵窗，自然采光好，可以供多人调配，是一种常见的排列方式。

3. "川"字型排列　即将饮片斗架放在中间，两边共同使用，这样可充分利用场地和中药柜。缺点是工作人员劳动强度大。

4. "凹"字型排列　即将饮片斗架三面排列，凹处放调剂台，这样占地面积小，工作间安排紧凑，便于操作，适用于人数少者。

5. 分组式排列　若干人组成一组，共同使用一组饮片斗架和调剂台，成为一个独立配方系统，使调配人员不互相影响。这样便于定岗、定工作量，便于管理，提高调配人员的责任心，提高工作效率。

总之饮片斗架的排列，应该本着统一、美观、便于工作和管理的原则，按现有调剂室条件，根据本单位的设施、工作需要合理安排，给工作带来方便。

二、中药饮片调剂的常用工具

中药饮片调剂的主要工具分为计量用具、捣药用具、清洁用具和包装用具四类。

（一）计量用具——戥秤

戥秤也叫药戥子，是用于称取中药饮片的工具。

1. 戥秤的结构　戥秤由戥杆、戥砣、戥纽、戥盘组成。戥杆用木质、骨质或金属制成。如图1-3。

戥砣、戥盘用金属制成。戥纽有两个，"头毫"用以称量较轻的药物；"二毫"用以称量较重的药物。戥杆的上表面或内侧面用铜或铅嵌成两排小点以示重量，称为"戥星"，见图1-4。

2. 戥星的识别　内侧面的戥星从右向左，第一颗星为定盘星，每移动一粒星增加1g，依次类推，到杆梢为50g；上表面的戥星从右向左，第一颗星为50g，每移动一粒星增加2g，依次类推，到杆梢多为250g，如图1-4。

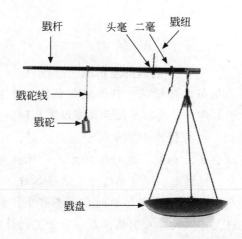

图1-3　戥秤

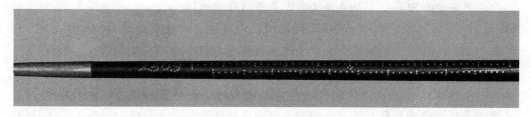

图1-4　戥星

　　调剂1g以下的中药，如毒性药及细料药，需要选用毫克戥也称分厘戥。分厘戥戥杆长约30cm，用兽骨或金属制成，称量范围在0.1~10g之间。

 课堂互动

　　1. 请同学说出戥子的构造名称。

　　2. 两人一组，从戥星中找出10g、50g、100g、150g等重量的位置。

3. 戥子的使用方法

（1）使用前　首先检查戥盘与戥砣的号码是否相符，清洁戥盘；然后对戥，即检查戥砣放在定盘星上是否平衡，确定戥杆平衡后即可使用。

（2）称药时　看准要称取的分量，左手持戥杆右手取药放入戥盘内，左手将砣线在戥杆上移至欲称量的指数位置上，提起戥纽，随即放开，检视戥星指数和所称药物是否平衡，如有差异，增加或减少药物至戥星的指数和戥杆平衡时，即是所称药物的重量。

（3）使用后　清理戥盘，将戥砣放在戥盘中存放。操作过程如图1-5。

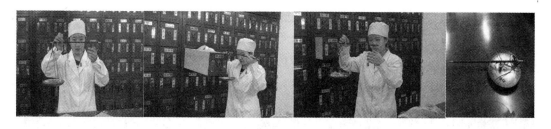

图 1 - 5　戥子的操作

 课堂互动

请一位同学用戥子称取 10g 中药饮片，其他同学观察，指出操作的正误。

知识链接

十六进制与公制计量单位换算：

1 斤（16 两）=0.5 公斤 =500 克

1 市两 =31.25 克 ≈30 克

1 市钱 =3.125 克 ≈3 克

1 市分 =0.3125 克 ≈0.3 克

1 市厘 =0.03125 克 ≈0.03 克

（二）捣碎工具

1. 铜缸　又称铜冲、铜缸子、捣药罐，是临时捣碎用的工具。处方中某些果实种子类中药饮片，如不破碎，不易煎出有效成分；若预先破碎，在存放过程中，易导致药材气味散失、走油等变异现象，故需临时捣碎。

（1）铜缸的结构　铜缸由缸体、铜锤和缸盖组成（有的无盖）。如图 1 -6。

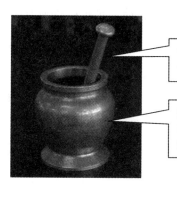

铜锤：下端膨大，上端有柄，用于手持捣碎药物。使用时宜上下捶击，不宜侧击，防止锤柄断裂。

缸体：壁厚应在1厘米以上，底部厚应在2厘米以上，内膛宽大光滑无毛刺，下面中央微凹。使用时应注意防潮、防水、防氧化锈蚀。

图 1 - 6　铜缸

（2）铜缸的使用方法　①使用前检查、清洁铜缸；②单手将戥盘内需要捣碎的饮片倒入缸体；③右手握铜锤，左手按铜缸盖，适当用力将饮片捣碎至需要程度；④将捣碎的饮片倒出；⑤及时清洁铜缸，并用布擦净。操作过程如图1-7。

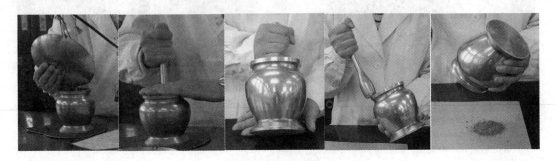

图1-7　铜缸的操作

知识链接

　　捣碎的程度因药而异，过去有杏仁如泥、半夏砸瓣、大枣砸劈这样的描述。就是说杏仁、桃仁应捣烂成"泥"，法半夏应捣成"四六瓣"（大小相近的4~6块），大枣打劈即可。目前一般果实种子类饮片，捣破即可，如苍耳子、砂仁、豆蔻、牛蒡子、紫苏子、酸枣仁、白芥子等。

 课堂互动

　　请一同学演示捣碎牛蒡子的操作，其他同学注意观察是否清洁铜缸、饮片加入时有无撒药、捣碎时是否有牛蒡子溅出、向外倒药的姿势是否正确、捣碎后是否清洁铜缸。归纳铜缸的正确操作。

2. 剪刀或切药刀　主要用于剪碎陈皮、丝瓜络、竹茹、枇杷叶等质软体大的药物。也用于将鲜药剪成小段或切成薄片。

（三）清洁工具

1. 药筛　用于加工过细药物的筛选和临方炮制药物与辅料的分离，以去掉杂质和非药用部分，使药物纯净。

2. 药刷子　用于清洁药斗、药柜和铜缸等。

（四）包装工具

1. 包装纸　是整剂药物和处方中需要先煎、后下、包煎（加小布袋）、烊化、另煎、冲服等药物的包装用纸。纸的大小根据需要而定。

2. 装药袋　用于盛装调剂好的药物的纸袋。其大小根据需要而定。纸袋上面印有医院名称、汤剂煎煮知识、服法、禁忌等内容。

3. 无毒塑料袋　用于鲜药切剪成段、片儿后的包装。

4. 扎线　用来捆扎药包的线绳，多为纸绳、塑料绳。

（五）笺方

用于压处方的硬木质或石质扁平长方形棍，其作用为防止处方被风吹动及防止药物串位。四面常写着汤头歌诀，可供调剂员在工作不忙时学习方剂知识。

第三节　中药处方

一、处方的概念与意义

1. 处方的概念　处方又称药方，广义的处方指载有药品名称、数量等内容和制备任何一种制剂的书面文件；狭义的处方指由注册的执业医师或执业助理医师（以下简称"医师"）在诊疗活动中为患者开具的、由药学专业技术人员审核、调配、核对，并作为发药凭证的医疗用药的医疗文书。

中药处方是载有中药名称、数量、煎服用法等内容和制备任何中药制剂的书面文件，是医师辨证论治的书面记录和凭证，反映了医师的辨证理法和用药要求。它既是医师给中药调剂人员的书面通知，又是中药房或药店调剂工作的依据，也是计价、统计的凭证，具有法律、技术和经济上的意义。

2. 处方的意义

（1）**法律意义**　医师具有诊断权、处方权，药师具有审核、调配处方权。在调查和处理医患纠纷时，处方是重要依据。若处方书写或调配错误而造成的医疗事故，医师或调剂人员应负法律责任。

（2）**技术意义**　中医处方写明了医师用药的名称、剂型、剂量及用法用量等信息，是中药调剂人员配发药品和指导患者用药的重要依据。

（3）**经济意义**　处方是患者已经缴纳药费及用药的凭证，也是药房或药店统计医疗药品消耗及药品经济收入结账的凭证和原始依据。

> **知识链接**
>
> ### 中药处方组方原则
>
> 中药处方的组成，不是简单的药味组合，而是在辨证论治基础上选择合适药物，还应遵循一定的组方原则。一张完整的中药处方，通常应包括君、臣、佐、使四个方面。
>
> **1. 君药**　针对发病原因或主症而起主要治疗作用的药物，它是处方中不可少的主要部分，药力居方中之首。

2. 臣药 协助主药以加强对主症治疗作用的药物或针对兼症起主要治疗作用的药物，它是处方中的辅助部分。

3. 佐药 有三个意义。一是佐助药，即配合君、臣药以加强治疗作用，或直接治疗各次要病症的药物；二是佐制药，即用以消除或减弱君、臣药的毒性，或制约其峻烈之性的药物；三是反佐药，即病重邪盛，可能拒药时，配用与君、臣药性味相反而又能在治疗中起相成作用的药物。

4. 使药 有两种意义，一是引经药，即能引方中诸药以达病所的药物。二是调和药，即具有调和诸药作用的药物。

二、中药处方的格式与内容

中医师书写处方应有一定的格式和内容，一般应包括以下内容。

1. 处方前记 位于处方的正文之上，记录患者的一般资料，包括医疗机构名称、费别、患者姓名、性别、年龄、门诊或住院病历号、科别或病区和床位号、开具日期等。可添加有特殊要求的项目。

2. 脉案 在处方的正文左侧书写临床诊断，包括病因、症状、脉象、舌苔、诊断、治法等。

3. 处方正文 是处方的重要部分，以 Rp 或 R（拉丁文 Recipe "请取" 的缩写）标示，分列饮片名称、数量、煎煮方法和用法用量。

4. 处方后记 包括医师签名或者加盖专用签章，药品金额以及审核、调配，核对、发药药师签名或者加盖专用签章。

处方内容应符合原卫生部颁布的《处方管理办法》，处方格式由省级卫生行政部门统一制定，处方由医疗机构按照规定的标准和格式印制。现将普通处方样式列举如下。

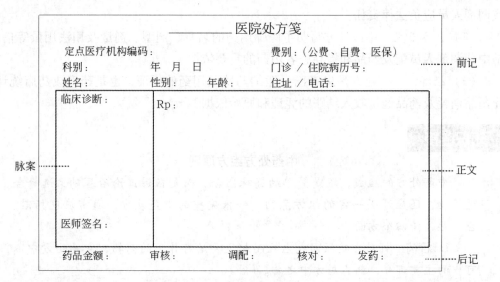

不同的处方印刷用纸使用不同的颜色。普通处方为白色；急诊处方为淡黄色，右上角标注"急诊"；儿科处方为淡绿色，右上角标注"儿科"；麻醉和第一类精神药品处方为淡红色，右上角标注"麻、精一"；第二类精神药品处方为白色，右上角标注"精二"。

 课堂互动

　　请同学结合教师提供的中医处方，分析处方格式与内容。并审核前记、后记、脉案、正文项目是否齐全。

三、处方的类型

在医疗、药剂工作中，应用的处方种类繁多，分类的角度和方法也不同，一般来说处方常有以下分类：

1. 根据不同时期或条件形成的药方分类

（1）经方　《伤寒论》、《金匮要略》等经典著作中所记载的方剂。大多数经方组方严谨，疗效确实，经长期临床实践沿用至今。

（2）时方　泛指从清代至今出现的方剂，它在经方基础上发展而来。

（3）法定处方　国家药典、部颁标准中所收载的处方，它具有法律约束力。

（4）协定处方　是指医院或某地区根据工作的经常性需要，由医药双方协商制定的处方，药房按此方批量配制药物。前期大量配制与储备，便于控制药物的品种和质量，提高配方速度，减少病人取药时间。

（5）秘方　又称禁方。指医疗上有独特疗效、不轻易外传（多系祖传）的药方。

（6）单方、验方　单方是配伍比较简单而有良好药效的方剂，往往只有一、二味药，力专效捷，服用简便；验方是指民间积累的经验方，简单而有效。这类方剂，均系民间流传并对某些疾病有效的药方。由于患者体质、病情各异，在使用时，最好有医师指导，以防发生意外。

（7）医师临症处方　是指医师根据辨证论治，临时为患者拟定的处方。又称医疗处方，是针对性强的特定处方，临床实践中广泛应用。

 课堂互动

　　请同学以学习小组为单位课前查阅资料，每个学习小组搜集3种上述各类型处方，每组派代表解说处方来源及类型。

2. 根据相关药事管理法规分类

（1）麻醉处方　开写麻醉药品的特殊处方。

（2）精神药品处方　开写精神药品的特殊处方。

（3）普通处方 开写除麻醉药品、精神药品以外的其他药品的处方。

（4）急诊处方 为急诊病人开具所需药品的处方。

（5）儿科处方 14 周岁以下儿童患者所需药品的处方。

第四节 中药名称

一、处方药名要求

中药历史悠久，品种繁多，由于历代文献记载的不同和地区用药习惯的差异，一种中药往往有多个名称。中药调剂人员应正确理解中药处方药名，以便准确调配处方，确保临床用药安全有效。《处方管理办法》规定"药品名称应当使用规范的中文名称书写"，"医疗机构或者医师、药师不得自行编制药品缩写名称或者使用代号"。

中药饮片处方中应使用饮片名。原药材不能直接用于临床，必须经过炮制成为饮片后，才能供医生开方使用。凡临床医疗处方上出现的中药名，都默认为是饮片名。鲜用时，应注明，如"鲜地黄"、"鲜芦根"等。

二、中药处方名称

中药处方名称又称"常规用名"，一般包括正名、别名、处方全名、并开药名等。

1. 正名 《中华人民共和国药典》一部，局、部颁药品标准所收载的中药名称为中药正名。国家药品标准中没有收载的，应以各省、自治区、直辖市药品监督管理部门制定的《炮制规范》所收载的名称为依据。正名是中药规范化名称，一药一名。

2. 别名 除正名以外的中药名称称为别名。有些中药别名历代相沿习用，至今仍有医生习惯应用，为保证调剂工作顺利开展，中药调剂人员应熟记常见中药的别名。

3. 处方全名 一般在正名前加术语，表明医师对中药饮片的炮制、品种、质量、产地等方面的要求而组成的处方全名。如酒黄连、熟大黄、明天麻、怀山药等。每种中药可以有一个或数个处方全名。医师常用的术语主要有以下几方面。

（1）要求炮制类 炮制是医师按照中医药理论，根据医疗需要，为发挥药效而提出的不同要求，包括炒、炙、煅、蒸、煮、煨等。如常用的炒焦白术、蜜炙甘草、煅龙骨、酒蒸地黄、煨肉豆蔻、醋煮芫花等。此外，还有发酵、发芽、净提、干馏、制霜、水飞等，都是常用的中药炮制方法。

（2）要求修治类 修治是为了洁净药物，除去非药用部分及杂质，以便进一步加工处理或使之更好地发挥疗效。除筛选、剔除、洗漂等通常修治方法外，中药处方常常对某些药品有去除皮、毛、壳、核、心、芦、油及头、尾、足、翅、鳞等非药用部位的规定。如常用的桔梗、厚朴去皮；枇杷叶、金樱子去毛；银杏、桃仁去皮壳；山茱萸、诃子去核；牡丹皮、地骨皮去心；人参、牛膝去芦；巴豆、千金子去油；蕲蛇、乌梢蛇去头尾；斑蝥、红娘子去头翅；蛤蚧去头足、鳞片等。

（3）要求产地类 药物产地与疗效有密切关系，因此医师根据病情需要，常在药名前标明产地，此称为"道地中药"。如怀山药、杭白芍、亳白芍、广藿香等。

（4）要求质地类　药材质地与中药质量有密切关系，为保证质量，中医处方指出对中药质地的要求。如落水沉香、明天麻、浮水青黛、空沙参等。

（5）要求产时、新陈类　药材的质量与采收季节相关。有的以陈久者为佳，有的以新鲜的为佳，中药处方对此常有不同要求。如绵茵陈、陈香橼、冬桑叶、嫩桑枝、鲜芦根、鲜茅根等。

（6）要求颜色、气味类　药材的颜色和气味与药物的质量也有联系。如香白芷、苦杏仁、苦桔梗、紫丹参、红茜草、绿升麻、黑玄参等。

部分常用中药的处方常用名见表1-1。

表1-1　部分中药的处方常用名表

正　名	处方常用名
三　七	三七、田七、旱三七、田三七、山漆、参三七
土茯苓	土茯苓、冷饭团、仙遗粮
土鳖虫	土鳖虫、土元、地鳖虫、䗪虫
大血藤	大血藤、红藤、红血藤、红藤片
大　黄	大黄、川大黄、锦纹、川锦纹、川军、生大黄
山豆根	山豆根、广豆根、南豆根、南山豆根
山茱萸	山茱萸、山萸、山萸肉、杭山萸、杭萸肉、枣皮
山　药	山药、生山药、薯蓣、淮山药、怀山药
山　楂	生山楂、生楂片、北山楂、山里红、炒山楂、焦山楂
千金子	千金子、续随子、生千金子、千金子霜、千金仁霜、千金霜
川贝母	川贝母、川贝、黄炉贝、青贝、松贝、炉贝
川　芎	川芎、川芎片、芎藭、芎藭
川楝子	川楝子、金铃子、楝实
女贞子	女贞子、冬青子、炙女贞子、酒炙女贞子
马钱子	生马钱子、马钱子、番木鳖、制马钱子
天仙子	天仙子、莨菪子
天花粉	天花粉、花粉、栝楼根、瓜蒌根
天　麻	天麻、明天麻、赤箭、天麻片
木蝴蝶	木蝴蝶、千张纸、玉蝴蝶
王不留行	王不留行、王不留、炒王不留、留行子、麦蓝子
太子参	太子参、童参、孩儿参
牛　黄	牛黄、丑宝、犀黄、京牛黄
牛蒡子	牛蒡子、牛子、牛蒡、鼠粘子、恶实、大力子
丹　参	丹参、紫丹参、血参
巴　豆	生巴豆、巴豆霜、江子霜、巴豆、川江子
玉　竹	玉竹、肥玉竹、明玉竹、萎蕤、葳蕤

正　名	处方常用名
甘　草	甘草、生草、粉甘草、粉草、国老
石决明	生石决明、九孔石决、石决明
龙眼肉	桂圆肉、龙眼肉、桂圆、元肉、圆肉
北沙参	北沙参、莱阳沙参、辽沙参
白　果	白果、银杏、炒白果、白果仁
玄明粉	玄明粉、元明粉、风化硝
玄　参	玄参、元参、黑元参、乌元参、润元参
地　龙	地龙、地龙肉、蚯蚓
地骨皮	枸杞根皮、地骨皮
芒　硝	芒硝、朴硝、皮硝、马牙硝
西红花	西红花、藏红花、番红花
肉豆蔻	肉豆蔻、玉果、肉果、煨肉豆蔻
肉苁蓉	肉苁蓉、大芸、寸芸、甜大芸、酒苁蓉
肉　桂	肉桂、紫肉桂、官桂、玉桂、紫油桂、桂心
竹　茹	竹茹、青竹茹、淡竹茹、细竹茹、嫩竹茹、竹二青
朱　砂	朱砂、辰砂、朱砂粉
延胡索	延胡索、元胡、玄胡索、醋元胡
血余炭	血余炭、血余、发炭
全　蝎	全蝎、蝎子、全虫、淡全虫
决明子	决明子、草决明、马蹄决明、炒决明
冰　片	冰片、梅片、梅花冰片、龙脑香、艾片
防　风	防风、软防风、口防风、北防风、东防风、屏风
麦　冬	麦门冬、麦冬、寸冬、杭麦冬、川麦冬
豆　蔻	豆蔻、白豆蔻、紫豆蔻、白蔻仁、紫蔻仁
花　椒	花椒、青花椒、川椒、蜀椒、青川椒
芡　实	芡实、芡实米、鸡头米、麸炒芡实
芦　根	芦根、苇根、苇茎、芦根咀
吴茱萸	吴茱萸、吴萸、淡吴萸
谷　芽	谷芽、粟芽、炒谷芽、炒粟芽
龟　甲	龟甲、龟板、炙龟板、烫龟板、炙龟甲、烫龟甲、玄武板
辛　夷	辛夷、辛夷花、木笔花、望春花
忍冬藤	忍冬藤、金银藤、金银花藤、双花藤、二花藤
沙苑子	沙苑子、沙蒺藜、沙苑蒺藜、潼蒺藜
沉　香	沉香、海南香、迦南香、落水沉香、沉香木
诃　子	诃子、诃子肉、诃黎勒

正　名	处方常用名
补骨脂	补骨脂、破故纸、故纸、盐骨脂
陈　皮	陈皮、橘皮、广陈皮、新会皮
附　子	附子、炮附子、制附子、黑顺片、白附片、淡附子、黑附子
忍冬藤	忍冬藤、金银藤、二花藤
鸡内金	鸡内金、内金、鸡肫皮、炒鸡内金、炙内金
鸡血藤	鸡血藤、密花豆藤
青　果	青果、干青果、橄榄
苘麻子	苘麻子、冬葵子
郁李仁	郁李仁、欧李仁、李仁、山樱桃
郁　金	郁金、玉金、郁金片、黄郁金、广郁金、川郁金、温郁金、黑郁金
佩　兰	佩兰、佩兰咀、香佩兰、佩兰叶、省头草、醒头草
金钱草	金钱草、铜钱草、路边草、过路黄、对坐草
金银花	金银花、银花、忍冬花、二花、双花、二宝花、南银花
鱼腥草	鱼腥草、蕺菜
荆　芥	全荆芥、荆芥、假苏
南沙参	南沙参、空沙参、泡沙参
首乌藤	首乌藤、夜交藤、何首乌藤
牵牛子	牵牛子、二丑、黑丑、白丑、炒二丑、炒牵牛子
骨碎补	骨碎补、碎补、申姜、毛姜
钩　藤	钩藤、双钩、双钩藤
香加皮	香加皮、北五加、杠柳皮
香　附	香附、香附子、香附米、莎草根、炒香附、醋香附
重　楼	重楼、七叶一枝花、金线重楼、蚤休
胖大海	胖大海、大海、安南子
洋金花	洋金花、曼陀罗花
首乌藤	夜交藤、首乌藤
穿山甲	穿山甲、山甲片、山甲珠、炮山甲
枳　实	枳实、小枳实、鹅眼枳实、炒枳实
桔　梗	桔梗、北桔梗、南桔梗、甜桔梗、苦桔梗
莱菔子	莱菔子、萝卜子、炒莱菔子
射　干	射干、肥射干、乌扇
浙贝母	浙贝母、大贝、贝母、象贝母、象贝、浙贝、元宝贝、珠贝
海螵蛸	海螵蛸、乌贼骨、墨斗鱼骨
海　藻	海藻、海蒿子、羊栖菜
益母草	益母草、坤草

正　名	处方常用名
预知子	预知子、八月札
桑螵蛸	桑螵蛸、螳螂子
黄　芩	黄芩、枯芩、条芩、子芩、酒芩、酒炒黄芩
黄　连	黄连、川连、味连、云连、雅连、酒连、姜连、萸连
黄　芪	黄芪、生黄芪、生芪、黄耆、绵黄芪、口芪、北芪
蛇　蜕	蛇蜕、龙衣、蛇皮、炙蛇蜕、炙龙衣
旋覆花	旋覆花、旋复花、金沸草
淫羊藿	淫羊藿、仙灵脾、炙淫羊藿
槟　榔	槟榔、槟榔片、花槟榔、大腹子、海南子、大白
硼　砂	硼砂、白硼砂、月石、煅硼砂
蝉　蜕	蝉蜕、蝉衣、虫衣、仙人衣
罂粟壳	罂粟壳、米壳、炙米壳、炙罂粟壳、御米壳
槲寄生	槲寄生、柳寄生、北寄生、寄生
墨旱莲	墨旱莲、旱莲草、鳢肠
僵　蚕	僵蚕、天虫、白僵蚕、麸炒僵蚕
薏苡仁	薏苡仁、薏米、苡仁、苡米、炒苡仁、麸炒苡米
麝　香	麝香、寸香、当门子、脐香、元寸

4. 并开药名　医师书写处方时将两种或两种以上疗效基本相似或取其协同作用的药物缩写在一起称为"并开"，也称"合写"，调剂时，则应分别支付。现将处方中常见的药名合写及应付中药举例列于表1-2。

表1-2　处方中常见药名合写与应付中药表

处方药名	调配应付	处方药名	调配应付
全紫苏	紫苏子、紫苏叶、紫苏梗	川草乌或二乌	制川乌、制草乌
茯苓神	赤苓、茯神	羌独活或二活	羌活、独活
苏藿梗	苏梗、藿梗	二风藤	青风藤、海风藤
青陈皮	青皮、陈皮	天麦冬或二冬	天冬、麦冬
川怀膝	川牛膝、怀牛膝	生熟地或二地	生地、熟地
乳没	乳香、没药	知柏	知母、黄柏
猪茯苓	猪苓、茯苓	盐知柏	盐知母、盐黄柏
砂蔻仁	砂仁、豆蔻仁	谷麦芽或二芽	炒谷芽、炒麦芽
二蒺藜（潼白蒺藜）	刺蒺藜、沙苑子	生熟麦芽	生麦芽、炒麦芽
二决明	生石决明、决明子	生熟枣仁	生枣仁、炒枣仁
冬瓜皮子	冬瓜皮、冬瓜子	生熟薏米	生薏苡仁、炒薏苡仁
炒三仙	炒神曲、炒麦芽、炒山楂	生龙牡	生龙骨、生牡蛎
焦三仙	焦神曲、焦麦芽、焦山楂	龙牡	煅龙骨、煅牡蛎
焦四仙	焦神曲、焦麦芽、焦山楂、焦槟榔	金银花藤或忍冬花藤	金银花、金银藤
荆防	荆芥、防风	腹皮子	大腹皮、生槟榔
苍白术或二术	苍术、白术	棱术	三棱、莪术

课堂互动

请同学以小组为单位

1. 对照表1－1常用部分中药的处方常用名表，分别列举要求炮制、产地、质地、产时、新陈、颜色、气味类等术语的处方全名。

2. 辨别教师给出的打印处方正文中哪些是别名，其对应的正名是什么？哪些是并开药名，包括哪几味药。

3. 辨识教师给出的手写处方正文中有哪些中药。

同步训练

一、填空题

1. 中药饮片调剂是指＿＿＿＿＿＿＿＿＿＿＿。

2. 中药饮片调剂的工作依据主要有＿＿＿＿＿＿、＿＿＿＿＿＿、＿＿＿＿＿＿、＿＿＿＿＿＿等。

3. 中药调剂室的主要设施包括＿＿＿＿＿＿、＿＿＿＿＿＿、＿＿＿＿＿＿。

4. 戥秤的基本结构包括＿＿＿＿、＿＿＿＿、＿＿＿＿、＿＿＿＿等。

5. 定盘星的位置在＿＿＿＿＿＿，主要用途是＿＿＿＿＿＿。

6. 250g戥秤，前50g，每颗星代表＿＿＿＿g，后200g，每颗星代表＿＿＿＿g。

7. 十六进制与公制计量单位换算：5钱相当于＿＿＿＿＿＿g。

8. 铜缸是用来＿＿＿＿＿＿的调剂工具。

9. 中医处方由＿＿＿＿、＿＿＿＿、＿＿＿＿、＿＿＿＿等四部分内容组成。

10. 请写出下列并开药名的调配应付：

龙牡：＿＿＿＿＿＿；二术：＿＿＿＿＿＿；

焦三仙：＿＿＿＿＿＿；知柏：＿＿＿＿＿＿；

二胡：＿＿＿＿＿＿；二蒺藜：＿＿＿＿＿＿。

11. 请写出下列药物的正名：

红藤：＿＿＿＿＿＿；夜交藤：＿＿＿＿＿＿；国老：＿＿＿＿＿＿；

锦纹：＿＿＿＿＿＿；枣皮：＿＿＿＿＿＿；大力子：＿＿＿＿＿＿；

木笔花：＿＿＿＿＿＿；全虫：＿＿＿＿＿＿；大芸：＿＿＿＿＿＿；

12. 中药处方通用名称又称＿＿＿＿＿＿，一般包括＿＿＿＿＿、＿＿＿＿＿、＿＿＿＿＿、＿＿＿等。

二、单选题

1. 下列属处方中要求质地类的术语是（　　　　）

    A. 醋芫花   B. 枇杷叶   C. 亳白芍   D. 明天麻

2. 医师处方写二母，应付的药物是（　　　）

    A. 知母、浙贝母   B. 川贝母、浙贝母 C. 知母、川贝母 D. 浙贝母、土贝母

3. 川军的处方正名是（　　　）

    A. 三七   B. 大黄   C. 山药   D. 木香

4. 双花的处方正名是（　　　）

    A. 旋覆花   B. 西红花   C. 金银花   D. 款冬花

5. 别名坤草的药物是（　　　）

    A. 连钱草   B. 鱼腥草   C. 金钱草   D. 益母草

6. 两种药物合用，能产生毒性或副作用的配伍关系是（　　　）

    A. 相须   B. 相反   C. 相畏   D. 相使

7. 下列药力居方中之首的是（　　　）

    A. 君药   B. 臣药   C. 佐药   D. 使药

8. 下列属处方前记内容的是（　　　）

    A. 饮片名称   B. 用量用法   C. 患者姓名   D. 药品金额

9. 《伤寒论》记载的方剂是（　　　）

    A. 时方   B. 验方   C. 秘方   D. 经方

10. 《中国药典》收载的处方是（　　　）

    A. 经方   B. 时方   C. 法定处方   D. 协定处方

三、多选题

1. 下列属处方中要求产地类的术语是（　　　）

    A. 空沙参   B. 怀山药   C. 杭白芍

    D. 陈香橼   E. 广藿香

2. 下列属处方中要求颜色类的术语是（　　　）

    A. 香白芷   B. 紫丹参   C. 黑玄参

    D. 紫肉桂   E. 青连翘

3. 焦三仙包含的药物有（　　　）

    A. 焦神曲   B. 焦山楂   C. 焦谷芽

    D. 焦槟榔   E. 焦麦芽

4. 牛蒡子的别名有（　　　）

    A. 牛子   B. 牛蒡   C. 鼠粘子

    D. 大力子   E. 恶实

5. 下列不属处方正文内容的是（　　　）

    A. 饮片剂量   B. 服用方法   C. 医院名称

    D. 开具日期

二、简答题

1. 戥子的操作步骤有哪几步？若需称取 35g 中药饮片，你如何操作？

2. 铜缸子的操作步骤有哪几步？如何捣碎 15g 牛蒡子？

第二章 掸斗与装斗

 知识要点

　　斗谱的编排方法；掸斗的注意事项；装斗的程序；装斗前质量复核的内容；清理药斗的方法。

第一节　斗谱的编排

一、斗谱的概念

　　斗谱是指药斗柜内所盛装药物的排列组合顺序。斗谱的编排主要是为便于记忆，方便调剂，减轻劳动强度，提高配方速度，避免发生差错事故，同时也有利于药品的管理。

二、斗谱的编排

（一）斗谱编排方法

　　1. 斗谱编排常规　中药斗谱的编排通常是根据临床用药情况，进行分类编排。将药物分为常用药、较常用药和不常用药，并且结合各种药物性状、颜色、气味、作用等特点分成 5 类。

　　（1）常用中药装入最近的中层药斗，便于调剂时称取。如当归、白芍、川芎；黄芪、党参、甘草；金银花、连翘、板蓝根；防风、荆芥、白芷；黄芩、黄连、黄柏等。

　　（2）不常用的、质地较轻且用量较少的饮片应装入最远处或上层药斗。如月季花、白梅花、佛手花；玫瑰花、玳玳花、厚朴花；络石藤、青风藤、海风藤；地枫皮、千年健、五加皮；密蒙花、谷精草、木贼草等。

　　（3）较常用中药装入前两者之间。如焦山楂、焦麦芽、焦神曲；酸枣仁、远志、柏子仁；肉苁蓉、巴戟天、补骨脂；附子、干姜、肉桂等。

　　（4）质重饮片（包括矿石类、化石类和贝壳类）和易于造成污染的饮片（炭药类）应放在斗架的底层。质重饮片如磁石、代赭石、紫石英；龙骨、龙齿、牡蛎；石决明、珍珠母、瓦楞子；石膏、寒水石、海蛤壳等。炭类药如藕节炭、茅根炭、地榆炭；大黄炭、黄芩炭、黄柏炭；艾叶炭、棕榈炭、蒲黄炭等。

（5）质松泡且用量大的饮片应放在斗架最下层的大药斗内。如灯心草、通草、芦根、白茅根、茵陈、金钱草、白花蛇舌草、半枝莲、竹茹、丝瓜络、夏枯草、大青叶、大腹皮、蝉蜕等。

2. 斗谱编排禁忌

（1）形状类似的饮片不宜编排放在一起，以防混淆。如炙甘草片与炙黄芪片；天南星片与白附子片；血余炭与干漆炭；韭菜子与葱子等。

（2）配伍相反的饮片不允许同放一斗或上下、邻近药斗。如乌头类（附子、川乌、草乌）与半夏的各种炮制品（清半夏、法半夏、姜半夏、半夏曲等）、瓜蒌、瓜蒌皮、瓜蒌子、瓜蒌仁霜、天花粉；甘草与京大戟、甘遂、芫花、海藻；藜芦与党参、丹参、南沙参、北沙参、玄参、苦参、白芍、赤芍、细辛等。

（3）配伍相畏的饮片不允许同放一斗或上下、邻近编排安放。如丁香、母丁香与郁金；芒硝、玄明粉与三棱；各种人参（生晒参、红参、白糖参等）与五灵脂；肉桂、官桂、桂枝与赤石脂、白石脂等。

3. 特殊中药的存放

（1）鲜药的存放　中医处方中经常使用一些鲜药，如鲜芦根、鲜茅根、鲜藿香、鲜佩兰、鲜杷叶、鲜薄荷、鲜地黄、鲜石斛、鲜青蒿等。由于鲜药不易保存，需使用特殊方法保存。可根据鲜药不同的特性，采用盆栽养植、砂藏、冷藏、冷冻、真空保存等不同方法存放。

（2）毒性中药和麻醉中药的存放　毒性中药和麻醉中药必须按《医疗用毒性药品管理办法》和《麻醉药品管理办法》的规定存放和调配，绝不能放在一般药斗内，必须设毒剧药专柜，做到专柜、专锁、专人、专账管理，严格防止意外恶性事故的发生，如砒霜、马钱子、川乌、草乌、斑蝥、罂粟壳等。

（3）细料药的存放　细料药（价格昂贵或稀少的中药）不能存放在一般的药斗内，应设细料专柜存放，由专人保管，每天清点账物。如人参、西洋参、牛黄、麝香、西红花、羚羊角、鹿茸、珍珠、冬虫夏草、海龙、海马等。

（4）药物防尘　为防止灰尘污染，有些中药不宜放在一般的药斗内。如熟地黄、龙眼肉、青黛、玄明粉、乳香面、没药面、儿茶面、生蒲黄、血竭面等，宜存放在加盖的瓷罐中或玻璃瓶内，以保持清洁卫生。

（5）易燃药的存放　对易燃药材如火硝、硫黄、海金沙等宜装在瓷罐中，远离火源、电源，注意存储温度。

（二）斗谱的常用排列方式

1. 按常用中药方剂编排　如四物汤的当归、川芎、白芍、熟地等；四君子汤的党参、白术、茯苓等；银翘散中的金银花、连翘、牛蒡子等；桑菊饮中的菊花、桑叶、桔梗、薄荷；麻黄汤的麻黄、桂枝、杏仁、甘草等，宜排列在同一斗中或临近的药斗中，以便于调配。

2. 按性味功能近似排列 一般是医师在处方中经常相须为用的配伍品种，药物性味功能相近，在治疗中有协同作用的药物，如党参、黄芪；防风、荆芥；法半夏、陈皮；天冬、麦冬；苍术、白术；生地黄、玄参；枳壳、枳实；羌活、独活；青皮、陈皮；川牛膝、怀牛膝；青风藤、海风藤、络石藤；青蒿、地骨皮；桃仁、红花；葛根、升麻；桑枝、木瓜；延胡索、郁金；知母、黄柏；桔梗、前胡；天麻、钩藤等。

3. 按处方常用"药对"排列 即根据医师处方中常用的成对的药进行编排。如二母（知母、浙贝母），二活（羌活、独活），二术（苍术、白术），二冬（天冬、麦冬），乳没（乳香、没药），龙牡（龙骨、牡蛎），焦曲麦（焦神曲、焦麦芽），藿佩（藿香、佩兰），焦四仙（焦山楂、焦麦芽、焦神曲、焦槟榔）等。

4. 按同一品种的不同炮制方法排列 生地黄、熟地黄；生甘草、炙甘草；生大黄、酒大黄、熟大黄；法半夏、清半夏、姜半夏；天南星、胆南星；当归、酒当归；干姜、炮姜；生牡蛎，煅牡蛎等。

5. 按一种药的不同药用部位排列 如全当归、当归尾、当归头、当归身；甘草、甘草梢、甘草节；紫苏叶、紫苏梗；槐米、槐角；桑枝、桑叶等。

6. 按药用部位排列 按根、茎、叶、花、果实、种子、动物药、矿物药等分类排列。如当归、白芍；青风藤、海风藤；蒲公英、地丁；紫苏叶、藿香叶；玫瑰花、月季花；紫苏子、莱菔子；乌梢蛇、蕲蛇；磁石、代赭石等。

在编排斗谱时，既要按照斗谱排列常规，又要参照各地用药习惯。只要编排合理，适合本单位调剂使用即可。为减轻劳动强度，有一些常用药可在斗谱内合适的位置重复编排。在书写斗谱时，三格斗在药斗面横写一味药名，左侧竖写一味药名，右侧竖写一味药名。装药时，可按斗面书写的药名顺时针装入，即横写的药名，药物放第一格内，右侧竖写的药名，放第二格内，左侧竖写药名的药放第三格内。也可按逆时针顺序装入，即横写的药名，药放入第一格内，左侧竖写的药名，药放入第二格内，右侧竖写药名，药放入第三格内，放药的顺序必须全部统一。二格斗在书写药名时，左侧竖写一药名，右侧竖写一药名，装药时，左侧药名之药放第一格内，右侧药放第二格内。在书写时还应注意书写正名正字。

（三）参考斗谱

表2-1　中药斗谱排列参考表（1）

卷 柏	银杏叶	贯 众	鸡冠花	玉米须	珠子参	蛇 莓
寻骨风	蔓荆子	芦 荟	玳瑁花	糯稻根	松 节	半边莲
石上柏	密蒙花	鹤 虱	厚朴花	酒黄芩	甘 松	马尾连
丁 香	金莲花	生杜仲	炒槐花	地骨皮	胡芦巴	马鞭草
檀 香	玫瑰花	芡 实	槐 角	胡黄连	荷 梗	榧 子
降 香	月季花	苏 木	槐 米	银柴胡	荷 叶	雷 丸
黄 芩	栀子	知 母	锁 阳	巴戟天	金樱子	金果榄
黄 连	焦栀子	盐知母	仙 茅	补骨脂	海螵蛸	青 果
黄 柏	生栀子	盐黄柏	肉苁蓉	沙苑子	桑螵蛸	白 果
龙胆草	苦杏仁	柴 胡	墨旱莲	山茱萸	石 韦	白鲜皮
苍 术	前 胡	升 麻	女贞子	菟丝子	萹 蓄	蛇床子
葛 根	白 前	醋柴胡	桑 椹	覆盆子	瞿 麦	地肤子
陈 皮	炙桑皮	广藿香	五加皮	党 参	首乌藤	茯苓皮
莱菔子	枇杷叶	佩 兰	防 己	莲子心	忍冬藤	茯 苓
化橘红	炙紫菀	香 薷	秦 艽	莲子肉	毛冬青	猪 苓
苍耳子	白 薇	荆芥穗	桂 枝	板蓝根	连 翘	生大黄
白 芷	紫苏子	荆 芥	麻 黄	马齿苋	金银花	熟大黄
辛 夷	牛蒡子	防 风	细 辛	白头翁	穿心莲	酒大黄
鸡血藤	木 瓜	桑寄生	炮姜炭	地榆炭	血余炭	茜草炭
牛 膝	桑 枝	豨莶草	侧柏炭	蒲黄炭	棕榈炭	黄芩炭
川牛膝	石楠叶	千年健	艾叶炭	大黄炭	荷叶炭	南楂炭
寒水石	生石膏	生牡蛎	煅牡蛎	五倍子	煅紫石英	儿 茶
石决明	珍珠母	生龙骨	煅龙骨	煅赭石	阳起石	海金沙
煅石决	煅石膏	生龙齿	煅龙齿	生赭石	阴起石	花蕊石
	旋覆花		大青叶		灯心草		通草

表2-2　中药斗谱排列参考表（2）

生艾叶	鹿含草	莲 房	高良姜	鹿衔草	扁豆花	预知子
白 蔹	鸡骨草	橘 叶	干 姜	老鹳草	常 山	浮 萍
沉 香	苎麻根	橘 络	炮 姜	马鞭草	蜂 房	白 及
婆罗子	石楠藤	猪牙皂	使君子	龙 葵	木贼草	土白术
韭菜子	石楠叶	皂角刺	椿根皮	透骨草	秦 皮	生苍术
楮实子	石榴皮	生地榆	苦楝皮	功劳叶	藁 本	土苍术

续表

虎 杖	延胡索	丹 参	炒白芍	胖大海	炙百部	生甘草
鸡血藤	郁 金	赤 芍	白 芍	麦 冬	桔 梗	炙甘草
矮地茶	香 附	重 楼	川 芎	天 冬	百 部	大 枣
小茴香	木蝴蝶	鱼腥草	全当归	枸杞子	薄 荷	生地黄
荜 茇	西青果	白茅根	当归头	炙首乌	菊 花	熟地黄
山 奈	锦灯笼	绵萆薢	当归尾	炙黄精	桑 叶	天花粉
焦山楂	酸枣仁	紫花地丁	炙黄芪	牡丹皮	炒白术	玄 参
焦麦芽	远 志	蒲公英	黄 芪	山 药	生白术	北沙参
焦神曲	合欢皮	败酱草	太子参	泽 泻	焦白术	南沙参
鸡内金	仙鹤草	徐长卿	苦 参	威灵仙	青风藤	姜 黄
山 楂	大 蓟	刘寄奴	秦 皮	羌 活	海风藤	三 棱
神 曲	小 蓟	骨碎补	三颗针	独 活	络石藤	莪 术
莲房炭	生磁石	蚕 砂	炙龟板	硼 砂	枯 矾	生蒲黄
茅根炭	煅磁石	夜明砂	炙鳖甲	滑石粉	芒 硝	五灵脂
藕节炭	玄明粉	望月砂	穿山甲	滑石块	白 矾	片姜黄
金礞石	赤石脂	石菖蒲	浮海石	水红花子	瓦楞子	煅蛤壳
自然铜	伏龙肝	千里光	白石脂	柿 蒂	生瓦楞	紫贝齿
青礞石	禹粮石	白屈菜	炉甘石	木鳖子	白秋石	钟乳石
半枝莲		夏枯草		丝瓜络		淫羊藿

 课堂活动

请同学尝试自己编排两架斗谱。

知识链接

《药品经营质量管理规范》（GSP）相关条文规定饮片斗前应写正名正字。

由于中药材产地广阔，品种繁多，加之临床炮制方法较多，以及各地方用药习惯的不同和斗签的书写不规范，造成了中药品种和品名的混淆，使一些中药的斗签与药品不符，存在着"同名异物"或"同物异名"的现象，但在书写斗签时却使用了相同名称，临床应用时也互相混用；有些药品按照处方应付的习惯书写斗签，有些药品直接以别名书写斗签，有些药品并非该产地出产，却依照道地药材的产地书写斗签；有些药品用错别字、同音字代替中药正名书写斗签，中药药名和斗签的混乱，直接影响了中药的正确使用和地区间的相互交流，药名的规范化和药品斗签的规范化，是确保中药质量的重要环节，中药斗签规范化，做到一药一名、一药一签，可以有效地防止中药的品种混乱和名称混乱，确保调剂质量，保证中药使用的准确、安全和有效。

第二节 掸斗与装斗

中药调剂室药斗内，一般常用饮片以储存一天用量为宜，不常用的饮片品种装一斗后够用多日。应有专人每天检查药斗，查看缺货品种和数量并记录下来，从库房出库相应品种，补充消耗，提供调配正常使用。有些业务繁忙的单位，每天饮片使用量大，需多次检查补充。掸斗、装斗是确保调剂质量的一个重要环节，直接关系到患者的用药质量和治疗效果。

一、掸斗

掸斗是指检查药斗中饮片的销售量，根据药斗中储量减少程度，记录需补充的品种和数量。

（一）掸斗的工作内容

1. 检查缺货的品种；
2. 检查需补货的量；
3. 检查药斗名签与药斗内所装药物是否相符；
4. 检查药斗内饮片的质量（清洁度、有无破碎、有无生虫变质等）；
5. 记录需补充的品种和数量。

（二）掸斗的注意事项

1. 掸斗的过程也担负着部分药品养护的责任，工作时必须精力集中，切忌草率。
2. 掸斗时不要猛拉重推，防止饮片溢出串斗。
3. 掸斗时发现饮片质量问题，即时抽出，即时处理。
4. 掸斗时记录清晰，估量准确，防止出错药，重复劳动。

掸斗工作一般由两个人配合完成。一个人负责拉抽屉，检查缺货的品种和数量，另一人负责记录。每天一般检查1~2次，业务量大的单位检查要勤一些。每次掸斗，以常用药为主，不常用的药可定期检查，也可随需随上。

二、装斗

装斗是根据掸斗记录，从库房中出库所需补充饮片的品种和数量，装入药斗的过程。

（一）装斗的程序

1. 按掸斗记录，从库房中出库所需饮片。
2. 取某一种需补充的中药饮片，按 GSP 要求先进行质量复核，检查外包装须符合要求，再打开包装检查饮片质量必须合格。

3. 找到需补充饮片的货位，取下药斗，检查药斗内饮片有无破碎、串药、生虫霉变、走油、结串等现象。

4. 新药装斗前须清理药斗底部的余药，可使用"翻斗"的方法清理出余药。药斗清理干净后倒入新药，余药经筛簸后，装在新货上面。新货上可加盖一张纸把新货与余货隔开。

5. 新货装完后复核一遍，避免遗漏需补充的药。

6. 记录装斗饮片的批号、装斗数量、装斗人、装斗时间、复核人等信息。

7. 清场。清理装斗使用的器具，收集饮片包装，清洁装斗使用的场地。

（二）中药饮片装斗的基本原则

1. 装斗前的中药饮片必须符合国家药品标准有关炮制的规定，未经炮制或炮制不合格的不能装斗。中药饮片装斗前的质量复核应包括以下内容：

（1）包装符合药用要求，无污染；

（2）有生产企业的名称、详细厂址、邮政编码、电话或传真、网址；

（3）有质量合格标志，其中应有检验员签章；

（4）品名、炮制规格与国家药品标准相关炮制要求相符，正名正字，并与饮片实物相符，标明产地；

（5）中药饮片应无质量变异和杂质、异物；

（6）外包装应标明生产批号、生产日期；

（7）实施批准文号管理的中药饮片在包装上应标明批准文号（未实施批准文号管理的除外）；

（8）包装上应标示中药饮片的净重，其计量单位符合法定的标准，如千克、克等。

2. 坚持"三查三对"的原则。即查药斗上书写的药名与饮片包装合格证名称应一致，查看在药斗内残存的饮片与饮片包装内品种应一致，查药斗内饮片与饮片包装内炮制的片型规格应一致。绝不允许有错斗、借斗情况发生。

3. 坚持"先进先出，先产先出"的原则。装斗前应先倒出药斗内残存的饮片，清扫斗内的灰尘与死角，并将饮片过筛；将新进的饮片装斗后，再将原剩下的饮片装在上面，避免斗底的饮片积累日久变质，保证质量。

4. 饮片装斗不能装满，应留有余地。一般饮片（片、段、块、丝）装斗后，其饮片与斗面应保留约2厘米的空间，约装八成满；细小种子类药材如菟丝子、紫苏子、白芥子等应保留3～4厘米的空间，约装七成满，以避免调配过程中推拉药斗用力过猛而使饮片外溢，导致串斗、混药事故而产生不良后果。对质重的中药和冷背品种装五成满即可。

5. 装饮片时不可按压，防止压碎影响饮片外观。

6. 对细粉或细小的种子药品，富含油脂、黏腻的药品如青黛、六一散、滑石粉、蒲黄、马勃、葶苈子、车前子、柏子仁、桃仁、杏仁、熟地黄、桂圆肉等应准备金属或塑料衬盒盛装，最好加盖，以防污染和不易清理。

（三）清理药斗的方法

1. 翻斗 翻斗是清理药斗的一种方法。药斗是盛装中药饮片的容器，每个斗隔为二格或三格，可装二种或三种饮片。操作前先用手翻动药物，使其疏松，特别是药斗四角的药，以防药物长时间积累结块，翻斗的方法以三格药斗为例，将需清理的药斗格放前方，一手持前面药斗隔板，一手持后面药斗隔板，前手向上送扬，后手配合向前上方送，当前斗内饮片被翻扬出来后，再下压药斗并回撤，反复操作几次可将药斗翻清。分别将两端斗格中的饮片翻扬出来后，中间格的饮片即可被倒出。

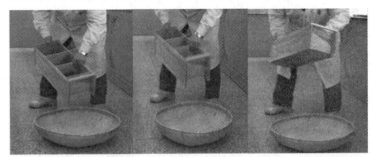

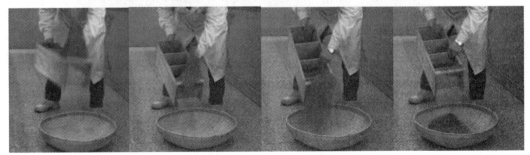

图 2－1 翻斗

2. 簸药 簸药是将中药放在簸箕内，用手控制簸箕上下簸动，把药物的碎屑簸出去。

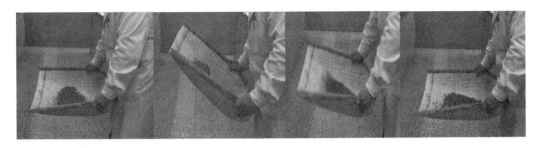

图 2－2 簸药

3. 筛药 筛药是将中药放在药筛中，两手握住筛子边框，一手带，一手送，用力做圆形甩动，筛掉碎屑，将药物均匀筛开后再聚拢到筛子中间。

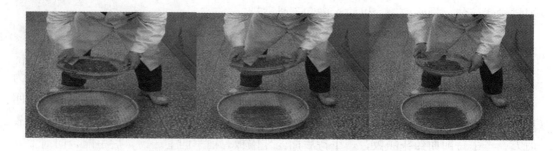

图 2 – 3　筛药

（四）掸斗、装斗与调配、保管、养护的关系

在一般情况下，掸斗、装斗工作由库房保管员完成，但各单位情况不尽相同，有的由调剂员自己负责，也有调剂人员负责掸斗，保管员负责装斗等情况，还有的单位一个员工身兼数职。在工作中，掸斗、装斗与调配、保管、养护工作相互配合协作，才能提高工作效率，保证药品的质量和及时供应，不影响中药饮片的调剂工作。

调配人员对药斗内的药品数量与质量最为清楚，能监督掸斗、装斗工作，可避免遗漏。装斗人员将饮片日消耗量和短缺品种等信息及时提供给仓库保管，作为采购药品的依据。保管人员将购进的新品种及时通知装斗和调配人员，以便调剂使用。保管员或装斗人员还要将新添的饮片，规格、等级、物价有变化的饮片及时通知计价人员，以便及时调整价格，避免经济损失。掸斗、装斗工作也担负了一部分养护员的工作，每日掸斗能及时发现饮片的质量问题，可将问题及时反馈给养护人员对药品进行养护处理。因此，只有各岗位之间密切配合，才能保证调剂用药的供应，提高药品质量。

知识链接

1.《药品管理法》第十条中规定："中药饮片必须按照国家药品标准炮制；国家药品标准没有规定的，必须按照省、自治区、直辖市人民政府药品监督管理部门制定的炮制规范炮制。"

2. GSP 相关条文：

（1）中药饮片装斗前应做质量复核，不得错斗、串斗，防止混药。

（2）中药材及中药饮片应有包装，并附有质量合格的标志。每件包装上，中药材标明品名、产地、供货单位；中药饮片标明品名、生产企业、生产日期等。实放文号管理的中药材和中药饮片在包装上应标明批准文号。

3. 现在市场上有一种现象，即中药饮片的含水量超标。在装斗时如发现中药饮片含水量超标，不能装斗，应交质量管理部门进行处理。这种饮片装斗后，易发生发霉变质情况，即使不发霉变质，重量也会损失不少。

同步训练

一、单选题

1. 下列哪组中药饮片不能同放一斗或上下邻近安放（　　）
   A. 三棱、莪术　　　　　B. 黄芪、党参　　　　C. 白附片、清半夏
   D. 党参、漏芦　　　　　E. 瓜蒌、白附子
2. 下列哪组中药饮片不宜编排在同一斗中（　　）
   A. 苏梗、苏叶　　　　　B. 玄参、生地黄　　　C. 葱子、韭菜子
   D. 南沙参、北沙参　　　E. 莱菔子、紫苏子
3. 在组排斗谱时宜编排在斗柜底层的中药饮片有哪些（　　）
   A. 天麻、钩藤　　　　　B. 肉桂、附子　　　　C. 玫瑰花、月季花
   D. 石决明、珍珠母　　　E. 苍术、白术

二、多选题

1. 查斗的工作内容有哪些（　　）
   A. 检查缺货的品种　　　　B. 检查需补货的量
   C. 检查药斗名签与药斗内所装药物是否相符
   D. 检查药斗内饮片的质量　　E. 记录需补充的品种和数量
2. 饮片装斗前需复核哪些方面（　　）
   A. 检查外包装是否符合规定
   B. 检查饮片与包装上的药名是否名实相符
   C. 检查饮片质量是否符合国家或地方标准
   D. 检查饮片的进货手续是否合法
   E. 检查药斗内饮片与装斗饮片的品种、片型规格是否一致

三、简答题

1. 斗谱编排有哪些禁忌？
2. 特殊中药如何存放？
3. 查斗有哪些注意事项？
4. 装斗前质量复核需复核哪些方面？装斗注意有哪些内容？

第三章　审　方

知识要点

审方的内容；中药配伍及用药禁忌（"十八反"、"十九畏"、妊娠禁忌等）；处方管理制度；毒麻中药品种与调剂管理。

审方是中药饮片调剂工作的第一个环节。中药调剂人员既要对医师所开处方负责，更要对患者用药安全有效负责，所以对处方所写各项必须详细审阅，如果发现问题应及时解决，避免发生差错。

第一节　审方的内容

1. 审项目　审查处方的项目是否齐全，包括科别、患者姓名、性别、年龄、住址、处方药味、剂量、用法、剂数、医师签字、日期等，做到"四查十对"。处方中应有住址和工作单位。以便发生调剂差错事故，可以及时查找患者而予以纠正。

2. 审脉案　审阅处方脉案，了解用药意图，尤其了解是否妊娠。若系怀孕则可审查处方药味中有无妊娠禁忌药品，若有妊娠禁忌药品则不予调配，若因病情需要必须经医师重新签字后，方可调配。但是处方脉案未注明者不在此列。

3. 审药性　审阅有无配伍禁忌，若有反畏禁忌药物，一般不予调配，如病情需要必须经医师重新签字后，方可调配。

4. 审药量　根据病人的年龄，审核处方用量是否合理，特别是对毒性中药以及药性猛烈药物的使用剂量尤须注意。若发现毒剧药品剂量超量，应与处方医师联系，防止和纠正处方笔误，或经医师重新签字后，方可调配。

5. 审药味　审核中药的名称，特别是手写处方要注意中药名称的一字之差，如山茱萸与吴茱萸、海螵蛸与桑螵蛸、龙衣与虫衣、破故纸与洋故纸等。审查处方的药味有无字迹模糊不清，以及漏写剂量、重开药等。以上除对重味者，可删去重复的一味药外，调剂人员不可主观猜测，以免错配药品。常见药名一字之差见表3-1。

表 3 –1　常见药名一字之差表

易错药名	易错药名	易错药名
党参、明党参	海螵蛸、桑螵蛸	葫芦壳、葫芦巴
山茱萸、吴茱萸	麻黄、麻黄根	通草、通天草
冬花、忍冬花	公丁香、丁公藤	杏仁、枣仁
川柏、川朴	制南星、胆南星	白芍、白菊
莲心、莲子心	补骨脂、骨碎补	泽漆、泽泻
杞子、枝子	肉豆蔻、白豆蔻	泡姜、炮姜
胡麻、胡麻仁、麻仁	杏仁、枣仁	金樱子、金铃子
草河车、紫河车	天龙、天虫	续随子、续断子
扁豆花、扁豆衣	白附子、白附片	红花、红藤
桂枝、桔梗	黄芪、黄芩	党参、玄参
白薇、白蔹	山枝、山棱	炙山甲、炙必甲

 课堂活动

1. 请同学们阅读常见药名一字之差表，并说明最容易发生错误的药名。

2. 展示医师实际处方，仔细辨认医生实际处方手写药名，加深理解。

6. 审新旧　审查处方是新方还是旧方。若是旧方须向患者问清性别及日期，避免发生错拿处方或误服事故。

7. 审其他　处方若需要临方制剂加工，能否按处方要求制作以及完成期限应向患者交代清楚，经同意后再计价。在处方中需自备"药引"的应向患者说明；对医师处方所列的药味、剂量、处方脚注等调剂人员不得擅自涂改；对于急重病患者或小儿患者，应优先调配。

第二节　中药配伍与用药禁忌

一、中药配伍

每味中药大多具有多种功能、多种定向作用，欲发挥其一方面的作用，就要讲究配伍。如麻黄具有辛温解表，宣肺平喘，利水消肿的功能，若发挥其定向作用，则通过配伍去实现。发散风寒配桂枝，可增强发汗解表的作用；宣肺平喘配杏仁；利水消肿配白术。

配伍就是根据治疗需要和药物性能，有选择地将两种或两种以上的药物合理地配合起来应用，以适应复杂的病情。疾病在发展过程中是复杂多变的，有数病相兼或虚实并见，仅凭单味药不能兼顾全面，必须把多种药物配合起来应用，所以中药的应用多为复方，中药的配伍应用是中药的又一特色。

药物之间通过配伍实现相互作用关系，可协调药物的偏性，增强药物的疗效，或抑制药物的毒副作用。但配伍不当，也会影响疗效，甚至产生不良反应。

知识链接

七情配伍

药物之间的配伍宜忌和相互作用，古代医家归纳出七种情况，称为中药配伍"七情"，即单行、相须、相使、相畏、相杀、相恶、相反。除单行外，其余均阐述了药物的配伍关系。

1. 单行　就是用一味药治疗疾病。如独参汤用人参一味，大补元气，治疗虚脱证。

2. 相须　即性能功效相类似的药物配合使用，可以增强其原有疗效。如石膏与知母配合，能明显增强清热泻火的治疗效果；党参与黄芪配合，能明显增强补气的治疗效果；大黄与芒硝配合，能明显增强泻下攻热的治疗效果。

3. 相使　即在性能功效方面有某种共性的药物配合应用，而以一种药物为主，另一种药物为辅，能提高主药物的疗效。如补气利水的黄芪与利水健脾的茯苓配合时，茯苓能提高黄芪补气利水的治疗效果；清热泻火的黄芩与攻下泄热的大黄配合时，大黄能提高黄芩清热泻火的治疗效果。

4. 相畏　即一种药物的毒性或副作用，能被另一种药物减轻或消除。如生半夏和生南星的毒性能被生姜减轻或消除，所以说生半夏和生南星畏生姜。

5. 相杀　即一种药物能消除或减轻另一种药物的毒性或副作用。如生姜能减轻或消除生半夏和生南星的毒性或副作用，所以说生姜杀生半夏和生南星的毒。由此可见，相畏与相杀实际上是同一配伍关系的两种提法。

6. 相恶　即两种药物合用，一种药物与另一种药物相作用而使原有功效降低，甚至丧失药效。如人参恶莱菔子，因莱菔子能削弱人参的补气作用。

7. 相反　即两种药物合用，能产生毒性或者副作用。如乌头反半夏，甘草反甘遂。

二、中药用药禁忌

中药调剂应以保障患者用药安全有效为原则，必须以《中国药典》规定为准。凡处方中有《中国药典》规定不宜同用的药物或具有用药禁忌的药物应慎重对待，对具有配伍禁忌、妊娠用药禁忌的处方应请处方医生签名确认后方可调配。

（一）中药配伍禁忌

前人经过长期的临床实践，总结了中药配伍使用后可产生协同、抑制和对抗作用。

对抗作用是指两种药物同用后，可能产生对人体有害的作用，在医疗实践中应避免，即配伍禁忌。中药的配伍禁忌主要概括为"十八反"、"十九畏"。

1. 十八反

十八反歌诀：本草明言十八反，半蒌贝蔹及攻乌，

　　　　　　藻戟遂芫俱战草，诸参辛芍叛藜芦。

①川乌、草乌、附子不宜与川贝母、平贝母、浙贝母、半夏、清半夏、法半夏、姜半夏、半夏曲、瓜蒌、瓜蒌皮、瓜蒌子、瓜蒌霜、天花粉、白及、白蔹同用；②甘草不宜与海藻、红大戟、京大戟、芫花、甘遂同用；③藜芦不宜与人参、红参、西洋参、人参叶、南沙参、北沙参、丹参、苦参、玄参、党参、细辛、白芍、赤芍同用。

 课堂互动

教师给出处方，请同学审查出其中的十八反中药。

2. 十九畏

十九畏歌诀：硫黄原是火中精，朴硝一见便相争。

　　　　　　水银莫与砒霜见，狼毒最怕密陀僧。

　　　　　　巴豆性烈最为上，偏与牵牛不顺情。

　　　　　　丁香莫与郁金见，牙硝难合荆三棱。

　　　　　　川乌草乌不顺犀，人参最怕五灵脂。

　　　　　　官桂善能调冷气，一遇石脂便相欺。

　　　　　　大凡修合看顺逆，炮爁炙煿莫相依。

①巴豆、巴豆霜不宜与牵牛子（黑丑、白丑）同用；②肉桂、官桂、桂枝不宜与赤石脂同用；③狼毒不宜与密陀僧同用；④硫黄、三棱不宜与芒硝、牙硝、朴硝、玄明粉同用；⑤水银不宜与砒霜同用；⑥公丁香、母丁香不宜与郁金同用；⑦人参、人参叶、红参不宜与五灵脂同用。

 课堂互动

教师给出处方，请同学审查出其中的十九畏中药。

（二）妊娠禁忌

能影响胎儿生长发育、有致畸作用，甚至造成堕胎的中药为妊娠禁忌用药。一般具有毒性的中药，或有峻下逐水、破血逐瘀及芳香走窜功能的中药均属妊娠禁忌用药。通常分为妊娠禁用药、妊娠慎用药两类。

《中华人民共和国药典》2010 版规定了孕妇禁用药、慎用药和忌服药。

1. 孕妇禁用药 丁公藤、三棱、土鳖虫、千金子、千金子霜、马钱子、马钱子粉、马兜铃、天仙子、天仙藤、巴豆、巴豆霜、水蛭、甘遂、朱砂、全蝎、红大戟、京大戟、红粉、芫花、两头尖、阿魏、闹羊花、草乌、乌头、牵牛子、轻粉、洋金花、莪术、雄黄、猪牙皂、商陆、斑蝥、黑种草子、蜈蚣、罂粟壳、干漆、麝香。

2. 孕妇慎用药 人工牛黄、大黄、三七、川牛膝、制川乌、制草乌、草乌叶、王不留行、天花粉、天南星、制天南星、天然冰片、木鳖子、牛黄、片姜黄、艾片、白附子、玄明粉、芒硝、西红花、合成冰片、芦荟、红花、苏木、牡丹皮、体外培植牛黄、皂矾、附子、苦楝皮、郁李仁、虎杖、金铁锁、乳香、没药、卷柏、草乌叶、枳实、枳壳、禹州漏芦、禹余粮、急性子、穿山甲、桂枝、桃仁、凌霄花、益母草、黄蜀葵花、硫磺、番泻叶、蒲黄、漏芦、薏苡仁、瞿麦、蟾酥、飞扬草、肉桂、常山、赭石。

3. 孕妇忌用药 大皂角、天山雪莲。

禁用药大多为毒性较强或药性猛烈的中药；凡禁用中药都不能使用。慎用药大多是烈性或有小毒的中药，包括通经祛瘀、行气破滞以及药性辛热滑利的中药；慎用中药可根据孕妇患病情况，酌情使用，没有特殊必要时应尽量避免使用。

 课堂互动

教师给出处方，请同学审查出其中的妊娠禁用和慎用中药。

第三节　中药处方的管理

一、处方管理制度

1. 凡具有执业医师资格或执业助理医师资格并在当地医疗主管部门注册、被所在医疗单位聘用者具有处方权。

2. 医师开写的处方，各项目不得涂改，如需修改，修改处必须重新签名，标明修改日期。调剂人员不得擅自修改处方，对存在"十八反"、"十九畏"、妊娠禁忌、超过常用剂量等可能引起用药安全问题的处方，应当由处方医生确认（"双签字"）或重新开具处方后方可调配。

3. 处方开具当日有效。特殊情况下需延长有效期的，由开具处方的医师注明有效期限，但有效期最长不得超过 3 天。

4. 处方一般不得超过 7 日用量；急诊处方一般不得超过 3 日用量；对于某些慢性病、老年病或特殊情况，处方用量可适当延长。

5. 普通处方、急诊处方、儿科处方保存期限为 1 年，医疗用毒性药品、第二类精神药品处方保存期限为 2 年，麻醉药品和第一类精神药品处方保存期限为 3 年。处方保存期满后，经医疗机构主要负责人批准、登记备案，方可销毁。

6. 开具中药麻醉药品、医疗用毒性药品的处方应严格遵守有关法律、法规和规章的规定。

二、毒性中药及其调剂管理

1. 毒性中药的定义与品种范围 毒性中药是指药性剧烈、治疗剂量与中毒剂量相近，使用不当会致人中毒或死亡的中药。毒性药品使用不当，会直接引起人体正常生理代谢终止；或者引起腹泻、呕吐、抽搐、神志不清等强烈中毒副作用，甚至危及生命。因此，毒性药品的生产、收购、供应、经营、保管和使用，均应施行特殊管理。毒性中药应依据《医疗用毒性药品管理办法》、《处方管理办法》及《医院中药饮片管理规范》的相关规定进行管理。

根据国务院发布的《医疗用毒性药品管理办法》规定，列入毒性中药管理的品种共有28种，即砒石（红砒、白砒）、砒霜、水银、生马钱子、生川乌、生草乌、生白附子、生附子、生半夏、生天南星、生巴豆、斑蝥、青娘虫、红娘虫、生甘遂、生狼毒、生藤黄、生千金子、生天仙子、闹羊花、雪上一枝蒿、红升丹、白降丹、蟾酥、洋金花、红粉、轻粉、雄黄。

 课堂互动

请同学按照植物类、动物类、矿物类等属性，对28种毒性中药管理品种进行归类并背诵记忆。

2. 毒性中药的调配与管理

（1）目前开具毒性中药处方没有专用处方。医疗机构调剂毒性中药，凭有处方权的执业医师签名的正式处方。药品零售单位调配毒性中药，凭盖有执业医师所在医疗机构公章的正式处方。每次处方剂量不得超过2日极量。处方一次有效，取药后处方保存2年备查。

（2）调配处方时，必须认真负责，计量准确，按医嘱注明要求，并由配方人员及具有药师以上技术职称的复核人员签名盖章后方可发出。对处方未注明"生用"的毒性中药，应当付炮制品。如发现处方有疑问时，须经原处方医生重新审定后再行调配。

（3）科研、教学单位所需的毒性中药，必须持本单位的证明信，经单位所在地县以上药监部门批准后，供应部门方能发售。

（4）毒性中药应设立专用账卡，日清月结，做到账物相符，并填写使用登记本，登记本上应写明患者姓名、年龄、单位、联系方法、使用药品名称、数量及期限、处方医生姓名、调配人姓名、核对人姓名。

28种毒性中药品种用法用量及使用注意事项见表3-3。

表 3 - 3   28 种毒性中药品种用法用量及使用注意事项

名称	来源	功能	用法用量	注意事项
砒石*（信石、红人言、红矾）	氧化物类矿物砷华，或硫化物矿物毒砂、雄黄、雌黄经加工制成的三氧化二砷	蚀疮去腐，杀虫，祛痰定喘，截疟	外用:适量,研末撒;或调敷。内服:入丸、散,每次 1～3mg	用时宜慎,体虚及孕妇、哺乳妇女禁服。应严格控制剂量,单用要加赋形剂。外敷面积不宜过大。注意防止中毒
砒霜*	砒石经升华而成的三氧化二砷精制品	蚀疮去腐,杀虫,劫痰,截疟	外用:适量,研末撒;或调敷。内服:入丸、散,每次 1～3mg	本品大毒,内服宜慎。体虚及孕妇禁服,肝、肾功能不全者禁用。外用面积不宜过大
水银*	自然元素类液态矿物自然汞;主要从辰砂矿经加工提炼制成	杀虫,攻毒	外用:适量,涂擦	本品大毒,不宜内服,孕妇禁用。外用亦不可过量或久用,用于溃疡创面时,尤须注意,以免吸收中毒
生马钱子	马钱科植物马钱的成熟种子。主要含士的宁、马钱子碱	通络止痛,散结消肿	0.3～0.6g,炮制后入丸散	不宜生用,不宜多服久服;孕妇禁用
生川乌	毛茛科植物乌头的母根	祛风除湿,温经止痛	一般炮制后用	生品内服宜慎。不宜与贝母类、半夏、白及、白蔹、天花粉、瓜蒌类同用
生草乌	毛茛科植物北乌头的块根	祛风除湿,温经止痛	一般炮制后用	生品内服宜慎。不宜与贝母类、半夏、白及、白蔹、天花粉、瓜蒌类同用
生白附子	天南星科植物独角莲的块茎	祛风痰,定惊搐,解毒散结止痛	一般炮制后用,3～6g。外用生品适量,捣烂,熬膏或研末以酒调敷患处	孕妇慎用,生品内服宜慎
生附子	毛茛科植物乌头的子根加工品,主要含乌头碱	回阳救逆,补火助阳,逐风寒湿邪	一般炮制后用,3～15g	孕妇禁用。不宜与贝母类、半夏、白及、白蔹、天花粉、瓜蒌类同用
生半夏	天南星科植物半夏块茎	消痞散结	外用适量,磨汁涂或研末以酒调敷	不宜与乌头类药材同用
生天南星	天南星科植物天南星、异叶天南星或东北天南星的块茎	散结消肿	外用生品适量,研末以醋或酒调敷患处	孕妇慎用
生巴豆	大戟科植物巴豆的成熟果实	外用蚀疮	外用适量,研末涂患处,或捣烂以纱布包涂患处	孕妇禁用。不宜与牵牛子同用
斑蝥	芫青科南方大斑蝥干燥体。主要含斑蝥素	破血消癥,攻毒蚀疮,引赤发泡	0.03～0.06g,炮制后多入丸散用。外用适量,研末或浸酒醋,或制油膏涂敷患处,不宜大面积用	本品有大毒,内服慎用,孕妇禁用

续表

名称	来源	功能	用法用量	注意事项
青娘虫*	芫青科动物绿芫青的全虫。主要含斑蝥素	攻毒,破瘀,逐水	内服:入丸、散,1～2只。外用:适量,研末调敷	有剧毒,一般不内服,体弱者及孕妇禁服
红娘虫*	蝉科动物黑翅红娘子、短翅红娘子、褐翅红娘子的全体	破瘀,散结,攻毒	内服:研末入丸、散,1～3g。外用:适量,研末作饼敷贴	有剧毒,内服宜慎;体弱及孕妇忌服
生甘遂	大戟科植物甘遂的块根	泻水逐饮	0.5～1.5g,炮制后多入丸散用	孕妇禁用。不宜与甘草同用
生狼毒	瑞香科植物月腺大戟或狼毒大戟的根。含二萜、黄酮、木脂素、香豆精等成分	散结,杀虫	外用:适量,研末调敷;或醋磨汁涂;或取鲜根去皮捣烂敷	本品有毒,内服宜慎;体质虚弱及孕妇禁服。不宜与密陀僧同用
生藤黄*	藤黄科植物藤黄的树脂。含藤黄酸、别藤黄酸、新藤黄酸	攻毒,消肿,去腐敛疮,止血杀虫	外用:适量,研末调敷、磨汁涂或熬膏涂。内服:0.03～0.06g,入丸剂	本品毒性较大,内服宜慎;体质虚弱者禁服
生千金子(续随子)	大戟科植物续随子成熟种子	逐水消肿,破血消癥	1～2g,去壳,去油用,多入丸散服。外用适量。捣烂敷患处	孕妇及体弱便溏者忌服
生天仙子	茄科植物莨菪的成熟种子	解痉止痛,安神定喘	0.06～0.6g	心脏病、心动过速、青光眼患者及孕妇忌服
闹羊花(羊踯躅)	杜鹃花科植物羊踯躅的花	祛风除湿,散瘀定痛	0.6～1.5g,浸酒或入丸散。外用适量,煎水洗或鲜品捣敷	不宜多服、久服。体虚者及孕妇禁用
雪上一枝蒿*	毛茛科植物短柄乌头、展毛短柄乌头、曲毛短柄乌头、宣威乌头、小白撑、铁棒槌、伏毛铁棒槌等多种乌头属植物的块根。含乌头碱、去氧乌头碱等	祛风除湿,活血止痛	内服:研末,每次不超过0.02g,1天量不超过0.04g。外用:适量,浸酒涂擦;或研末调敷;或煎汤熏洗	本品有剧毒,未经炮制,不宜内服。治疗剂量与中毒剂量比较接近,必须严格控制用量。孕妇、老弱、婴幼儿及心脏病、溃疡病患者均禁服。酒剂禁内服
红升丹*	水银、火硝、白矾、朱砂、雄黄、皂矾制炼而成的红色氧化汞。主要含HgO,尚含少量As₂S₂	拔毒提脓,去腐生肌,杀虫燥湿	外用:适量,研极细末,或与其他药配成散剂;或制成药捻插入疮口。内服:0.03～0.06g,装胶囊	本品有毒,一般不宜内服。外用亦不宜大量持久使用,近口、眼、乳头、脐中等部位不宜用;疮面过大时亦不宜用,以防蓄积中毒。肝肾功能不全者、孕妇禁用
白降丹*	人工炼制的氯化汞和氯化亚汞的混合结晶物	消痈,溃脓,蚀腐,杀虫	外用:研末0.09～0.15g,撒于创面上;或制成其他剂型用	禁内服。外用亦宜少量
蟾酥	蟾蜍科动物中华大蟾蜍或黑框蟾蜍的干燥分泌物,含华蟾酥毒基、脂蟾毒配基	解毒,止痛,开窍醒神	0.015～0.03g,多入丸散用。外用适量	孕妇慎用

名称	来源	功能	用法用量	注意事项
洋金花	茄科白花曼陀罗的花,含东莨菪碱	平喘止咳,镇痛,解痉	0.3~0.6g,宜入丸散;亦可作卷烟分次燃吸(1日量不超过1.5g)。外用适量	外感及痰热咳喘、青光眼、高血压及心动过速患者禁用
红粉	红氧化汞	拔毒,除脓,去腐,生肌	外用适量。研极细粉单用或与其他药味配成散剂或制成药捻	本品有毒,只可外用,不可内服。外用亦不宜久用
轻粉	为氯化亚汞	外用杀虫,攻毒,敛疮	外用适量,研末掺敷患处。内服每次0.1~0.2g,一日1~2次,多入丸剂或装胶囊服,服后漱口	本品有毒,不可过量;内服慎用;孕妇禁服
雄黄	硫化物类矿物雄黄族雄黄,主要成分为As_2S_2	解毒杀虫,燥湿祛痰,截疟	0.05~0.1g,入丸散用。外用适量,熏涂患处	内服宜慎;不可久用;孕妇禁用

注:本表依据2010年版《中国药典》及1998年版《中华本草》,带"＊"药品为2010版《中国药典》中未收载的品种。

4. **有大毒、有毒和有小毒中药用法用量** 2010年版《中国药典》(一部)收载的中药品种分有大毒、有毒、有小毒3类。其中有大毒的中药有生马钱子、生川乌、生草乌、生巴豆、斑蝥、生天仙子、闹羊花、红粉、巴豆霜、马钱子粉等。

有大毒、有毒和有小毒中药品种以2010年版《中国药典》标注为准。《中国药典》未收载品种可参照各地现行《中药炮制规范》等地方标准,用法用量应按照规定使用,特殊情况需要超剂量使用时,应当请处方医师确认("双签字")后方可调配。有大毒中药品种2种,有毒中药品种43种,有小毒中药品种23种分别见表3-4~6)。

表3-4 有大毒中药品种

名称	加工炮制	功能	用法用量	注意事项
马钱子粉	制马钱子粉加适量淀粉,使含量符合规定,混匀,即得	通络止痛,散结消肿	0.3~0.6g,入丸散用	孕妇禁用;不宜多服久服及生用;运动员慎用;有毒成分能经皮肤吸收,外用不宜大面积涂敷
巴豆霜	巴豆照制霜法制霜或取仁碾细后,加适量淀粉,使脂肪油含量符合规定,混匀,即得	峻下冷积,逐水退肿,豁痰利咽;外用蚀疮	0.1~0.3g,多入丸散用。外用适量	孕妇禁用;不宜与牵牛子同用

注:本表所列有大毒品种系《医疗用毒性药品管理办法》中的28种毒性中药之外,《中国药典》还收载的有大毒品种。

表3-5 有毒中药品种

序号	名称	用法用量
1	干漆	2～5g
2	土荆皮	外用适量,醋浸或酒浸涂擦,或研末调敷患处
3	三棵针	9～15g
4	千金子霜	0.5～1g,多入丸散服;外用适量
5	制川乌	1.5～3g
6	制草乌	1.5～3g
7	制天南星	3～9g
8	木鳖子	0.9～1.2g;外用适量,研末,用油或醋调敷患处
9	仙茅	3～10g
10	制白附子	3～6g
11	白果	5～10g
12	白屈菜	9～18g
13	山豆根	3～6g
14	朱砂	0.1～0.5g,多入丸散服,不宜入煎剂;外用适量
15	华山参	0.1～0.2g
16	全蝎	3～6g
17	芫花	1.5～3g;醋芫花研末吞服,每次0.6～0.9g,一日1次
18	苍耳子	3～10g
19	两头尖	1～3g;外用适量
20	附子	3～15g
21	苦楝皮	3～6g;外用适量,研末,用猪脂调敷患处
22	金钱白花蛇	2～5g;研粉吞服1～1.5g
23	牵牛子	3～6g
24	香加皮	3～6g
25	常山	5～9g
26	商陆	3～9g;外用适量,煎汤熏洗
27	硫黄	内服1.5～3g,炮制后入丸散;外用适量,研末油调涂敷患处
28	蓖麻子	2～5g;外用适量
29	蜈蚣	3～5g(3～5条)
30	蕲蛇	3～9g;研末吞服,每次1～1.5g,一日2～3次
31	京大戟	1.5～3g
32	密陀僧	外用:适量,研末撒或调涂;或制成膏药、软膏、油剂等; 内服:研末,0.2～0.5g;或入丸散
33	红丹(铅丹)	外用:适量,研末撒,调敷;或熬膏敷贴,每次不得超过20g,用药范围应小于30cm; 内服:每日0.15～0.3g,入丸、散,时间不能超过2周

序号	名称	用法用量
34	铅粉(官粉)	外用:适量,研末干撒或调敷;或熬膏敷贴 内服:研末,0.9～1.5g,或入丸散,不入煎剂
35	粉霜(白粉霜)	外用:0.03～0.06g,调敷
36	大风子	外用:适量;内服:1.5～3g,去油入丸散
37	甜瓜蒂(苦丁香)	内服:0.6～1.5g
38	虻虫	内服:1～1.5g,研末吞服0.3g
39	猫眼草	外用:适量
40	藜芦	内服:研末,0.3～0.6g
41	干蟾	1～3g
42	铜绿	外用:1.5～3g
43	胆矾	外用:适量;内服:0.3～0.6g

表3－5　有小毒中药品种

序号	名称	用法用量
1	丁公藤	3～6g,用于配制酒剂,内服或外搽
2	九里香	6～12g
3	大皂角	1～1.5g;多入丸散用。外用适量,研末吹鼻取嚏或研末调敷患处
4	土鳖虫	3～10g
5	川楝子	5～10g;外用适量,研末调涂
6	小叶莲	3～9g,多入丸散服
7	水蛭	1～3g
8	艾叶	3～9g;外用适量,供灸治或熏洗用
9	北豆根	3～9g
10	地枫皮	6～9g
11	红大戟	1.5～3g
12	吴茱萸	2～5g
13	苦杏仁	5～10g;生品入煎剂宜后下
14	南鹤虱	3～9g
15	鸦胆子	0.5～2g,用龙眼肉包裹或装入胶囊吞服;外用适量
16	重楼	3～9g;外用适量,研末调敷
17	急性子	3～5g
18	蛇床子	3～10g;外用适量,多煎汤熏洗,或研末调敷
19	猪牙皂	1～1.5g,多入丸散用;外用适量,研末吹鼻取嚏或研末调敷患处
20	绵马贯众	5～10g
21	绵马贯众炭	5～10g
22	蒺藜	6～10g
23	鹤虱	3～9g

三、麻醉中药及其调剂管理

1. 麻醉中药的定义 麻醉中药是指连续使用后易产生生理依赖性、能成瘾癖的一类中药。麻醉中药应依据《麻醉药品和精神药品管理条例》、《医疗机构麻醉药品、第一类精神药品管理规定》、《处方管理办法》及《医院中药饮片管理规范》的相关规定进行管理。2007年10月国家食品药品监督管理局、中华人民共和国公安部、中华人民共和国卫生部联合颁布的《麻醉药品品种目录》中，中药罂粟壳是唯一列入的中药品种。

罂粟壳是罂粟的干燥成熟果壳。秋季罂粟果实成熟时，割取浆汁，浆汁中含以阿片生物碱为主的多种生物碱。罂粟壳含少量阿片类生物碱，连续使用易成瘾，所以列入麻醉药品管理范围。

相关链接

麻醉药品与麻醉剂

麻醉剂是指医疗上用于全身麻醉和局部麻醉，能暂时引起不同程度的意识和感觉消失，虽有麻醉作用，但不会遗留神经损失的药物。它与麻醉药品的区别之一便是不产生生理依赖性和不成瘾癖。如全身麻醉（吸入）药乙醚，局部麻醉药盐酸普鲁卡因等。

2. 罂粟壳的调剂与管理

（1）罂粟壳不得生用，不得单方发药，必须凭有麻醉药品处方权的执业医师签名的淡红色专用处方、经取得麻醉药品调配资格的药师审核、调配、发药。医师不得为自己开具含有罂粟壳的处方。

（2）罂粟壳每张处方用量不超过3天常用量（成人一日用量3~6g），即总共18g。连续使用不得超过7天。

（3）处方的调配人、核对人应当仔细核对含有罂粟壳的麻醉药品专用处方，按年月日逐日编制顺序号并专册登记。对不符合规定的麻醉药品处方，拒绝发药。

（4）含有罂粟壳的麻醉药品处方专册登记内容包括：处方编号、处方日期、患者（代办人）姓名、性别、年龄、身份证明编号、病历号（门诊就诊号）、疾病名称、药品名称、数量（单日用量×剂数）、处方医师、发药人、复核人。

（5）含有罂粟壳的麻醉药品处方应按时间顺序单独集中装订，至少保存3年备查。

（6）罂粟壳的供应必须根据医疗、教学和科研的需要，有计划地进行。罂粟壳可供医疗单位配方使用和县以上卫生行政部门指定的经营单位凭盖有医疗单位公章的医师处方配方使用，不得零售。

（7）经营和使用单位应加强对罂粟壳的管理，禁止非法使用、贮存、转让或借用罂粟壳。必须指定具备资格的药学技术人员负责罂粟壳的采购、保管和按处方调剂；设专账管理，用具备一定安全设施的专库（柜）保存。罂粟壳出、入库均需两人清点复核。

同步训练

一、单选题

1. 含罂粟壳的处方保存期限是（　　）
   A. 1 年　　　　　　B. 2 年　　　　　　C. 3 年　　　　　　D. 4 年
2. 孕妇忌服的药物是（　　）
   A. 马钱子　　　　　B. 三七　　　　　　C. 黄连　　　　　　D. 甘草
3. 斑蝥的一日用量是（　　）
   A. 3～6g　　　　　B. 1～1.5g　　　　C. 0.3～0.6g　　　D. 0.03～0.06g
4. 下列不能与甘草配伍的是（　　）
   A. 附子　　　　　　B. 贝母　　　　　　C. 孩儿参　　　　　D. 海藻
5. 下列属于配伍禁忌的是（　　）
   A. 桂枝与细辛　　　B. 半夏与贝母　　　C. 芒硝与三棱　　　D. 天花粉与瓜蒌

二、多选题

1. 下列属于 28 种毒性中药的是（　　）
   A. 白附子　　　　　　　　B. 白降丹　　　　　　　　C. 白屈菜
   D. 藜芦　　　　　　　　　E. 洋金花
2. 处方保存期限为 1 年的是（　　）
   A. 普通处方　　　　　　　B. 急诊处方　　　　　　　C. 儿科处方
   D. 麻醉药品处方　　　　　E. 医疗用毒性药品处方
3. 下列不宜与瓜蒌同用的药物是（　　）
   A. 白及　　　　　　　　　B. 草乌　　　　　　　　　C. 甘草
   D. 附子　　　　　　　　　E. 苦参
4. 下列不宜与芒硝同用的药物是（　　）
   A. 大黄　　　　　　　　　B. 硫黄　　　　　　　　　C. 三棱
   D. 白芍　　　　　　　　　E. 肉桂
5. 下列属妊娠慎用的药物是（　　）
   A. 火麻仁　　　　　　　　B. 苦杏仁　　　　　　　　C. 桃仁
   D. 郁李仁　　　　　　　　E. 薏苡仁

三、简答题

1. 什么是"十八反"、"十九畏"？
2. 孕妇应禁用、慎用哪些中药？
3. 请写出 28 种毒性中药名称及其用量用法。
4. 审方应包括哪些内容？

第四章 计价与收费

 知识要点

零售药店的计价方法；零售计价的常规要求；收费的常规要求；收据和发票的开具。

第一节 计 价

一、计价方法

处方计价又称算方，是由收方者按处方中的药味顺序逐一计算饮片的单价，再合并计算出每剂药的金额，乘以需要调配的剂数计算出总金额的过程。

（一）计价工具

有算盘、计算器、电脑、笔、计价图章、打印机等。

（二）计价操作方法

1. 计算处方中单味药的价格 用该味药的单价乘以该味药的剂量，得出该味药的价格。即：

单味药价格 ＝该药单价 ×剂量

2. 计算每剂药的价格 把处方中每味药的单味药价格相加，得出每剂药的价格。

3. 计算每张处方的总价 每剂药的价格乘以需调配的剂数，得出每张处方的总价。如需代煎汤剂另加代煎费，代煎费等于单剂代煎费乘以代煎剂数。

4. 复核 检查有无差错。

二、计价常规要求

1. 按照政府物价主管部门有关物价管理规定的要求进行计价，不得任意估价和改价，做到计价准确无误。

2. 收方计价时先要审方，仔细审阅处方的前记、正文、后记。

3. 计价时要问清需调配的剂数，是自煎还是代煎。

4. 如果处方中有缺味药，在审方时应告知患者，请医师调换药味后再配方。如顾客执意配方，需在缺味药上盖"缺味"章后计价。处方中需患者自备的药引，要向患者说明，讲清自备方法、用量，加盖"自备"章。

5. 处方中如有自费药品，需向顾客说明，加盖"自费"章，并在收据中注明自费药名和金额。

知识链接

自费中药（医保不予支付费用的中药饮片）

（1）单味或复方均不支付费用的中药饮片　白糖参、朝鲜红参、玳瑁、冬虫夏草、蜂蜜、蛤蚧、狗宝、海龙、海马、红参、猴枣、琥珀、灵芝、羚羊角尖粉、鹿茸、马宝、玛瑙、牛黄、珊瑚、麝香、西红花、西洋参、血竭、燕窝、野山参、移山参、珍珠（粉）、紫河车。

（2）单味使用不予支付费用的中药饮片　阿胶、阿胶珠、八角茴香、白果、白芷、百合、鳖甲、鳖甲胶、薄荷、莱菔子、陈皮、赤小豆、川贝母、玳玳花、淡豆豉、淡竹叶、当归、党参、刀豆、丁香、榧子、佛手、茯苓、蝮蛇、甘草、高良姜、葛根、枸杞子、龟甲、龟甲胶、广藿香、何首乌、荷叶、黑芝麻、红花、胡椒、花椒、黄芥子、黄芪、火麻仁、核桃仁、胡桃仁、姜（生姜、干姜）、金钱白花蛇、金银花、橘红、菊花、菊苣、决明子、昆布、莲子、芦荟、鹿角胶、绿豆、罗汉果、龙眼肉、马齿苋、麦芽、牡蛎、南瓜子、胖大海、蒲公英、蕲蛇、芡实、青果、全蝎、肉苁蓉、肉豆蔻、肉桂、山楂、桑椹、桑叶、沙棘、砂仁、山药、生晒参、石斛、酸枣仁、天麻、甜杏仁、乌梅、乌梢蛇、鲜白茅根、鲜芦根、香薷、香橼、小茴香、薤白、饴糖、益智、薏苡仁、罂粟壳、余甘子、鱼腥草、玉竹、郁李仁、枣（大枣、酸枣、黑枣）、栀子、紫苏。

6. 处方中如有不同规格或细料贵重药品，应在药名的顶部注明该药单价，俗称"顶码"或"顶头码"，避免在调配时错付规格。

7. 计价时，应在处方药味四角处，用笔圈钩，作为原方标志，便于再次调剂时检查有无增减。原方复配时，应重新核算，不得随原价。

8. 药算子、布袋可按实际进价收费并在结算时予以注明。包装纸、袋在销售费用中解决，不得收费。

9. 中药饮片调剂处方计价，每剂价格总和保留到分，分以下四舍五入。

10. 准确计价后，在处方空白处加盖计价图章，将单价、剂数、总价、日期、计价人等项填入计价图章的各栏内，见图4-1。

11. 需代煎的药，计价后办理代煎手续。若需临方制剂加工，在计价后填写定配

×××药店					
单价		剂数		金额	
计价		调剂		复核	
发药		日期	年　月　日		

图4-1　计价图章样式

单，将姓名、加工剂型、规格、数量、取药日期、经手人等填写清楚。

12. 收费后，开具收据或发票，发给顾客取药凭证，将处方和发票或收据一同交给调剂员，对处方进行调配。

 课堂活动

1. 练习使用算盘或计算器对模拟处方进行计价。
2. 练习填写"药店计价图章"。

相关链接

中药饮片零售价格实行政府定价、政府指导价的药品，药品生产、经营企业必须执行政府定价、政府指导价，不得以任何形式擅自提高价格。依法执行市场调节价的药品，药品生产企业、经营企业应按照公平、合理、诚实信用、质价相符的原则制定价格，为用药者提供价格合理的药品。药品价格要明码标价，各类中药材、中药饮片要标明产地。药品经营企业应向价格主管部门提供药品实际购销价格、购销数量等资料。

各地区的价格主管部门制定并公布中药饮片零售价格。中药饮片零售价格实行厂批一价，实行销售统一价格。价格主管部门应分期分批公布中药饮片规格等级标准。实行按质论价、优质优价原则。经营优质饮片的价格须经价格管理部门审查、批准并予公布。优质饮片可在饮片零售价格的基础上加10% ~15%的优质加价。直接从中药饮片生产企业进货，在实际进价基础上根据国家规定的批零差率制定零售价格。

第二节　收　费

一、收费

收费是中药处方经计价后，由收款人员根据计价金额，收取钱款的过程。包括现金收费和支票收费。

1. **现金收费**　是指收取顾客使用现金所付费用。在收取现金时，要仔细看清数额，并进行验钞，验钞后要唱收，即向顾客说出收到的钱款数额。然后找零钱，大额的钞票付出前也要验钞，然后唱付给顾客。

（1）收现金程序　收钱→验钞→唱收→找零→唱付。

（2）收现金注意事项

①收钱找零，一定要唱收唱付。

②收、付款时，对大额钞票一定要坚持验钞，避免损失和不必要的麻烦。

③收款过程中做到忙而不乱，工作越忙心中越要冷静，减少不必要损失。

④避免在昏暗的光线下收款。

⑤尽量避免给顾客兑换零钱、整钱，钱款每一出一入出于安全考虑都要认真清点，避免被窃。收款台上方应安装监视器。

2. 支票收费　是指顾客使用支票付款。常见支票分为现金支票、转账支票、普通支票。现金支票和转账支票，在支票正面上方有明确标注。现金支票只能用于支取现金（限同城内）；转账支票只能用于转账。支票上未印有"现金"或"转账"字样的为普通支票，普通支票可以用于支取现金，也可以用于转账，在普通支票左上角划两条平行线的，为划线支票，划线支票只能用于转账，不得支取现金，不划线时就作为现金支票使用。工作中收取的多为转账支票。

（1）支票的填写　收到支票后，需要对日期和金额进行填写，填写时一定要使用签字笔，出票日期数字必须大写，大写数字写法：零、壹、贰、叁、肆、伍、陆、柒、捌、玖、拾。

例如，2012 年 9 月 5 日可写为贰零壹贰年玖月零伍日，玖月前零字可写可不写，伍日前零字必写。2012 年 2 月 13 日可写为贰零壹贰年零贰月壹拾叁日，壹月贰月前零字必写，叁月至玖月前零字可写可不写，拾月至拾贰月必须写成壹拾月、壹拾壹月、壹拾贰月（前面多写了"零"字也认可，如零壹拾月）。壹日至玖日前零字必写，拾日至拾玖日必须写成壹拾日及壹拾 X 日，贰拾日至贰拾玖日必须写成贰拾日及贰拾 X 日，叁拾日至叁拾壹日必须写成叁拾日及叁拾壹日，用中文大写字。

人民币数字大写写法：壹、贰、叁、肆、伍、陆、柒、捌、玖、零、拾、佰、仟、万、拾万、百万、仟万、亿、元、角、分。注意："万"字不带单人旁。

人民币大写举例：

①289，546.52　贰拾捌万玖仟伍佰肆拾陆元伍角贰分。

②7，560.31　柒仟伍佰陆拾元零叁角壹分。此时"陆拾元零叁角壹分""零"字可写可不写。

③532.00　伍佰叁拾贰元整。"整"写为"正"字也可以。不能写为"零角零分"。

④425.03　肆佰贰拾伍元零叁分。

⑤325.20　叁佰贰拾伍元贰角。角字后面可加"正"字，但不能写"零分"，比较特殊。

人民币小写：最高金额的前一位空白格用"￥"字头填写，数字填写要求完整清楚。

支票填写样本见图4-2。

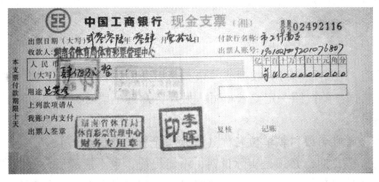

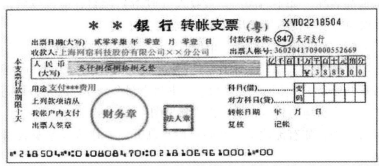

图4-2　支票填写样本

（2）收支票注意事项

①支票正面不能有涂改痕迹，否则本支票作废。

②受票人如果发现支票填写不全，可以补记，但不能涂改。

③支票的有效期为10天，日期首尾算一天。节假日顺延。

④支票见票即付，不记名。（丢了支票尤其是现金支票相当于是把票面金额数目的钱丢了，银行不承担责任。现金支票中一般要素需填写齐全，假如支票未被冒领，可在开户银行挂失；转账支票如果支票要素填写齐全，在开户银行挂失，如果支票要素填写不齐，到票据交换中心挂失。）

⑤出票单位现金支票背面如有印章盖模糊了，可把模糊印章打叉，重新再盖一次。

⑥收款单位转账支票背面印章盖模糊了（这种情况票据法规定是不能以重新盖章方法来补救的），收款单位可带转账支票及银行进账单到出票单位的开户银行去办理收款手续（不用付手续费），俗称"倒打"，这样就不用到出票单位重新开支票了。

⑦填支票最好使用支票打字机，避免书写出错。填好支票后，在背书处加盖本单位财务章，及时送银行兑现。目前情况，支票送银行后一般不能当时兑现，所以在收支票后也不能当时付货，需向顾客说明三天后才能取货。

二、开具收据和发票

（一）手工填写发票和收据

收取钱款后，要给顾客开具收据或发票。药店开给顾客的发票、收据是药店对顾客已交费的认可票据，要按照一定要求填写。另外，开具小票时，也要按规定书写。

填写发票要求：

（1）填写患者姓名或付款单位名称（必须写全称，不能简写）。

（2）填写开票日期，必须是实际日期，不能提前，也不能滞后，要做到当天开取。

（3）填写商品名称（如中药汤剂）或收入（收费）项目，应该按照销售货物名称或劳务名称逐项如实填写，不得虚开或改变内容。

（4）填写规格、计量单位、数量、单价时，必须按实际或标准填写。

（5）大小写金额数字填写时，须将大小写金额填写齐全，大小写金额必须一致，不可缺一。书写小写金额，使用阿拉伯数字，书写大写金额使用汉字，最高金额的前一位空白格用"￥"字头填写封口，填写方法参见图 4-3~6。

（6）开具过程中，如有涂改的，必须作废重新开具。作废发票及收据必须与存根联装订在一起。

（7）使用支票付款的，要把支票号写在发票上。发票填写完毕，撕下发票联，加盖收款单位财务印章后交给顾客。记账联收款单位做账用，存根联保存备查。

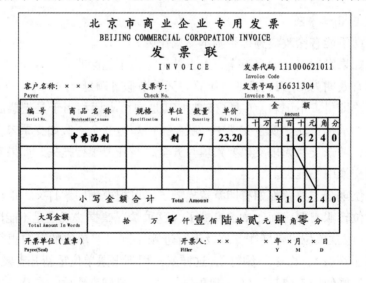

图4-3 手写发票

 课堂活动

模拟练习开具手写发票。

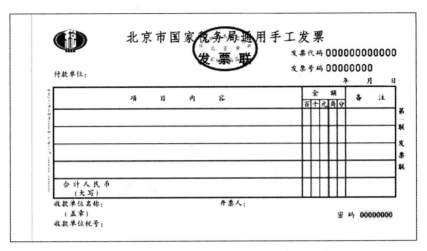

图4-4　手写发票（百元版）

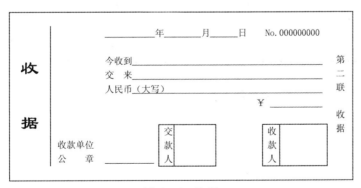

图4-5　药店销售小票

图4-6　收据

（二）机打税控发票

现在手工填写发票逐渐被机打税控发票所取代。机打税控发票的使用，有利于国家对税收的管控。

1. 机打税控发票种类和名称　机打税控发票种类分为：卷式发票和平推式发票。如图4-7、4-8，机打税控发票的名称，按地区加行业确定，例如："××省（市）商业零售发票"、"××省（市）服务业发票"等。药店应使用商业零售发票。

2. 卷式发票的内容 卷式发票的基本内容包括：发票名称、发票监制章、发票联、发票代码、发票号码（印刷号）、机打号码、机器号、收款单位及其税号、开票日期、收款员、付款单位（两行间距）、项目、数量、单价、金额、小写合计、大写合计、税控码、印制单位。

3. 平推式发票印制和打印的内容，除国家税务总局统一规定的式样外，比照卷式发票的基本要求及行业特点，由省级税务机关确定。

4. 税控发票的联次一般为两联，即第一联为"发票联"，第二联为"存根联"或"记账联"。开具后"发票联"盖章后交顾客，收款单位保存"存根联"和发票明细数据，确保税务机关能够完整、准确、及时、可靠地进行核查。

5. 税控发票必须加盖开票单位的发票专用章或财务印章。经税务机关批准印制的企业冠名发票，可以在印制发票时，将企业发票专用章（浅色）套印在税控发票右下方。

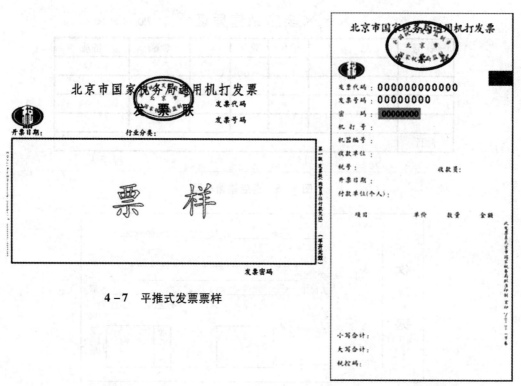

4-7 平推式发票票样

4-8 卷式发票票样

各地和各单位使用的税控开票系统和税控收款机会有差别，操作方法不尽相同，应按各地税务部门的要求进行配置和使用。

同步训练

一、单选题

1. 计价时在细料药的顶部注明该药单价，俗称（　　）
   A. 单价　　　　　　B. 药价　　　　　　C. 明码
   D. 顶码　　　　　　E. 药码

2. 计价时，应在处方何处，用笔圈钩，作为原方标志（　　）
   A. 处方四角　　　　B. 处方药味左右两侧　　　C. 处方药味四角
   D. 处方药味上下　　E. 处方药味下部

3. 支票的有效期为（　　）
   A. 7 天　　　　　　B. 3 天　　　　　　C. 5 天
   D. 9 天　　　　　　E. 10 天

二、多选题

1. 收现金的程序有哪几部（　　）
   A. 收钱　　　　　　B. 验钞　　　　　　C. 唱收
   D. 找零　　　　　　E. 唱付

2. 填写发票时下列哪一项是错误的（　　）
   A. 开票日期必须是实际日期
   B. 填写商品名称应如实填写
   C. 填写付款单位名称可以简写
   D. 票面金额大小写任写其一即可
   E. 票面内容开错，可涂改后使用

三、简答题

1. 处方计价的概念。
2. 计价的常规要求有哪些？
3. 收费时应注意哪些内容？
4. 如何填写发票和收据？
5. 计价练习题。

【处方1】

0.05	0.04	0.08	0.23	0.01	0.03
熟地10g	丹参15g	肉桂3g	阿胶珠12g	益母草12g	女贞子12g
0.26	0.08	0.13	0.02	0.03	0.05
石斛12g	白芍12g	月季花10g	路路通12g	合欢皮12g	郁金6g

日一剂，水煎服　200ml，每日两次　　　七剂

【处方2】

0.07	0.195	0.094	0.031	0.02
生黄芪12g	当归10g	佛手10g	炒栀子10g	浮小麦30g
0.163	0.03	0.34	0.03	0.25
北柴胡10g	薄荷6g	白梅花10g	女贞子15g	炒酸枣仁30g
0.01	0.01	0.25	0.05	
旱莲草20g	益母草12g	肉苁蓉12g	生甘草10g	

日一剂，水煎服　200ml，每日两次　　　七剂

第五章　调配与复核

 知识要点

　　调配的基本流程；处方应付常规；调配的原则与方法；调配中常用知识；复核的内容与操作。

第一节　调　配

　　饮片调配是中药调剂最重要的环节，也是中药调剂员的主要工作。在本环节，调剂人员接到已计价、付费的处方后，按医师要求和调剂程序与原则进行调配。

　　调配环节操作流程可分为调配前和调配两个连续部分。

一、调配前工作

　　调配前工作包括清场、审核处方、包装纸选择和码放。

（一）清场

　　清场是对调配使用的盛放器具、调剂台的台面、戥秤、铜冲等用具进行清洁，清除残留的灰尘和黏附物，目的是保证调配的饮片不受污染。常用工具为鸡毛掸子或干燥抹布，忌用湿布清洁器具，防止器具损坏和饮片吸潮。

（二）调配前审方

　　调剂员查看处方有别于药师审核处方，除作为药师审方的补充外，更侧重于处方内容的审阅，目的是便于调配操作。调剂员审方包括以下内容：

　　1. 核对顾客信息，确认配药剂数。调配人员在调配处方前，应与计价人员或顾客再次确认配药顾客的姓名和调配的剂数，避免因顾客原因导致的失误。

　　2. 再一次审阅处方，注意相反和相畏药对、妊娠配伍禁忌、毒性中药的用法用量。调配人员审方应作为药师审方的补充，避免因审方药师遗漏导致的失误。

　　3. 确认所需饮片是否齐全。若常用药断档应立即作出说明。对于手写处方，要注意辨析确认品种。

4. 大致计算药物的重量和体积，便于选取合适的包装用纸。

（三）选择和码放包装纸

包装纸的选择和码放是根据药量和体积来确定的，草类和其他质地松泡药材为多时，应选取较大尺寸的包装纸，反之宜小。

知识链接

包装用纸，又称"柜纸"，都裁成正方形，存放在柜台内侧抽屉内。包装用纸根据用途分单味分包用纸、衬纸、油纸或蜡纸及外层包装用纸。外层包装用纸，习称"门票"，一般一面印有药店名称、地址、电话和煎药的注意事项等信息。油纸和蜡纸主要用来包裹新鲜药材或是有黏性药材，现药店少见。常见"门票"规格、单味分包用纸规格见表5－1、5－2。

表5－1　"门票"规格（按号分）

名称	1号	2号	3号	4号	5号
边长	53cm	46cm	36cm	32cm	26cm

表5－2　"门票"规格（按包装克数分）

名称	3g	9g	15g	30g	60g
边长	3.5寸	4寸	5寸	6寸	7寸

门票的码放有一定的原则：①有字面朝下，便于在包药完成后能使顾客看见各项信息；②每张门票之间宜有一定的按序重叠（1cm左右），如为两行，靠近调剂员一侧应叠在上。见图5－1；③门票与处方的位置，应以方便为原则。一般将处方放在门票的左侧。在调配的剂数较多，又为奇数时，也可将处方放在中间空余处，见图5－2。

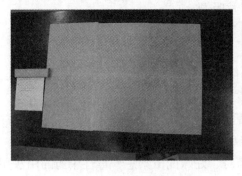

图5－1　门票的重叠

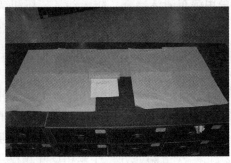

图5－2　门票与处方的位置

课堂活动

1. 请同学根据处方预估药包的体积，选择合适的包装纸。
2. 请同学按上述方法码放包装纸，注意纸与纸之间的关系。
3. 在码放包装纸的同时，注意处方的位置。

二、调配工作

调配工作是根据一定的程序与原则称取饮片并分剂量的过程，包括校戥、称取、自查三个过程。

（一）校戥

校戥是为了保证戥秤的精确度和灵敏度，保证饮片剂量准确、调配迅速（校戥操作见第一章），在确认戥秤的准确性后方能进行药物的称取。

（二）称取

用戥秤称取适量饮片的过程，称为"称取"，俗称"抓药"。

1. 称取操作　首先看准需要称取的中药饮片名称及克数，左手用架戥法持戥，右手拉开格斗，并用"抓药"的方式，抓取适量饮片反手入戥盘，调整饮片量至戥杆平衡。

操作注意：拉格斗不宜用力过猛，以免格斗脱离斗架；拉开格斗称取饮片时，一般不用戥盘"铲"取，以免药物外漏或落地；一次性称取药物的量，应为总剂量。

总剂量 = 单剂量 × 剂数

如总剂量较大，不能一次完成，可分次完成，不能随意估算；称取时要随时参看处方内容，不能凭记忆操作，以免错配、漏配；处方药味应付，要符合处方应付常规。常见中药的处方应付见本教材附录一。

知识链接

处方应付常规

处方应付常规是指在中药调剂过程中根据医师处方要求和地区传统调配习惯应付中药的规律。

处方应付问题的产生，源于历史沿革、中药加工炮制方法的不同以及当地医生的用药、开方习惯。如大黄，有生大黄、酒大黄、炒大黄、炙大黄、熟大黄、大黄炭等不同饮片规格。不同规格的饮片，治疗作用不同，因此中医诊治不同病证使用的是不同规格的饮片。中药调剂员在调剂处方时，应按处方应付常规进行调配，严禁生炙不分或以生代炙和乱代乱用。全国各地关于生、炙品种的应付有所不同，因此调剂人员应熟练掌握地方"中药炮制规范"及"处方应付常规"，方能准确调配。

2. 饮片称取与摆放顺序　一般按处方药味顺序称取，间隔平放，不可混放一堆。对体积松泡的品种，如灯心草、夏枯草、通草、茵陈、淫羊藿等可先称，置于包装纸的正中，以免覆盖前药。对黏度大的药品，如栝楼、熟地黄、龙眼肉等可后称，置于松泡饮片之上，以免黏破包装用纸。

 课堂活动

1. 请同学根据处方称取三剂药量。
2. 相互观察，在称取过程中"抓药"手法的正确性。
3. 检查称取药物量的准确度。
4. 检查调配顺序。

3. 分剂量　对一方多剂的处方应按"等量递减"，"逐剂回戥"的方式分剂量。不可主观估量，随意抓取。一般药每剂重量误差不得超过 ±3%，细料药和毒性中药的误差不得超过 ±1%。

饮片的性状不同，分剂量的操作方法也有所不同。一般全草类饮片，用右手拇指和食指掐取，同时中指向外推出戥盘，使饮片落入门票相应位置；块状饮片，可直接用手拿取；细小种子类饮片，可直接用戥盘倒取；粉末状饮片可用药勺分取。

处方中的并开药物，如二母、生龙牡等，应分别称量，不得以一味找齐。

4. 特殊处理药品的调配　处方中若有需要特殊处理的药品，如先煎、后下、包煎、冲服、烊化、另煎等，要视剂量放于相应的单味包装纸上另包，并注明用法。常见特殊处理品种见本教材附录二。

5. 需临时捣碎药品的调配　一些果实种子类饮片，如紫苏子、火麻仁、瓜蒌子、砂仁等，因其外壳坚实，如不打碎，会影响其有效成分充分煎出。如预先破碎，在长时间的储存中，有效成分容易散失。因此，通常需要在处方调配时，用铜缸临时捣碎，随捣随用（铜缸使用见第一章）。常见临时捣碎品种见本教材附录三。

6. 鲜药的调配　处方中若有鲜药如鲜芦根、鲜茅根等，应另包，以防止发生霉变。

7. 拌衣的调配　拌衣是将药物表面用水润湿有加入辅料搅拌，使辅料黏附于药物表面，从而增强药物的疗效。常见的拌衣药物有朱砂拌茯苓、远志、麦冬、灯心草，青黛拌六一散、灯心草等。

（三）自查签字

处方调配完毕，调剂人员要进行自我检查。操作时，一边看处方，一边检查调配在门票上的饮片，无药味、剂量等误差后，在处方上调配人员签名处签字，交复核人员进行复核。

第二节 复 核

一、复核内容

中药饮片调配完成后，必须经复核环节方能发出。复核内容主要有以下几个部分：处方审核、药味复核、药量复核和其他复核，复核完成后在相应的位置签名。

1. 处方审核 审核有无十八反及十九畏药对、有无妊娠禁忌、毒性中药的用法用量是否符合规定。

2. 药味复核 包括①处方药味是否有错配、漏配。错配包括药物配错、生品和制品配错。②特殊煎煮药物是否另包并注明用法。③毒剧药、贵重药物应用是否适当。

3. 药量复核 包括每味药量与每剂药量的准确性。但在实际操作中，因中药饮片是混放的，每味药的量较难复核，但每剂药总量应予复核。

4. 其他复核 包括①调配剂数是否相符。②调配药物是否有虫蛀、霉烂等变质现象。

二、复核方法

复核方法可分双人法和单人法。

复核一般需经两人，在自我核对的基础上，再经第二人核对后，允许发出，称为双人法。双人法能杜绝调配人员的个人感官臆测，从而避免差错发生，是现在核对的主要方法。

单人法即是调配人员自我复核，完成后发出药剂的方法。此种方法一般在调剂人员比较少的偏远药店使用。为避免单人复核产生差错，可在分剂量至最后一剂时，将每味药拿出一点，按顺序放在一张小纸上，在完成调配后，核对小纸上的药物，从而完成复核。

 课堂练习

1. 比对处方，熟悉复核内容。
2. 两人一组复核，学习复核的程序与方法。

同步训练

一、填空题

1. 调配前的工作包括_____、_____、_____三步。
2. 印有药店名称、地址、电话和煎药的注意事项等信息的包装用纸，习称_____。

3. 为了确保称量准确，操作戥子时要求_____对戥，分剂量要求_____回戥。

二、单选题

1. 下列应付麸炒的是（   ）
   A. 党参   B. 黄芪   C. 杏仁
   D. 太子参   E. 白术

2. 下列需要临时捣碎的是（   ）
   A. 枸杞子   B. 法半夏   C. 枳实
   D. 连翘   E. 决明子

3. 下列需要包煎的是（   ）
   A. 牛蒡子   B. 旋覆花   C. 白芥子
   D. 苦杏仁   E. 金银花

4. 下列应付盐炙的是（   ）
   A. 黄柏   B. 知母   C. 补骨脂
   D. 车前草   E. 泽泻

5. 下列处方药名应付生品的是（   ）
   A. 延胡索   B. 石膏   C. 牡蛎
   D. 磁石   E. 芡实

三、多选题

1. 中药调剂的程序包括（   ）
   A. 复核   B. 配方   C. 审方
   D. 计价   E. 发药

2. 审方人有（   ）
   A. 收方计价员   B. 调剂员   C. 复核人
   D. 发药员   E. 包装员

3. 入汤剂宜包煎的药材有（   ）
   A. 旋覆花   B. 砂仁   C. 车前子
   D. 肉桂   E. 鳖甲

4. 下列处方药名应付蜜炙品的有（   ）
   A. 款冬花   B. 枇杷叶   C. 黄芪
   D. 桑白皮   E. 麻黄

四、简答题

1. 处方中的"并开"指的是什么？举例说明。
2. 简述收方时的"三查"。
3. 写出下列各处方的调剂备记。

处方一：女贞子 20g　　寸冬 20g　　玉片 10g　　牛膝 12g　　云苓 15g
　　　　　石膏 30g　　　白芍 15g　　炒三仙 30g

处方二：黄柏 9g　　　川军 5g　　　白茅根 9g　　连翘 9g　　　牛子 12g
　　　　　决明子 12g　　金银花 15g　　桔梗 10g　　赭石 30g　　　甘草 9g

处方三：白芷 10g　　　二花 6g　　　野菊花 6g　　蔓荆子 10g　　薄荷 6g
　　　　　莱菔子 15g　　山楂 10g　　　丹皮 12g　　石膏 30g　　　桔梗 12g

处方四：枳壳 15g　　　金铃子 15g　　砂仁 9g　　　玉金 15g　　　三棱 10g
　　　　　鸡血藤 15g　　升麻 6g　　　乳香 9g　　　龙骨 30g　　　佛手 9g

处方五：菊花 9g　　　莲子 15g　　　乌梅 15g　　　板蓝根 10g　　瓦楞子 20g
　　　　　石斗 12g　　　白芍 9g　　　花粉 9g　　　薄荷 10g　　　元胡 20g

第六章　包装与发药

 知识要点

　　中药饮片包装的常用方法；中药饮片包装的要求；中药饮片的捆扎方法与要求；中药汤剂用药指导的基本内容与注意事项。

第一节　包装与捆扎

　　中药饮片的包装，是中药调剂工作的又一项基本功。根据不同单位工作强度及单日处方量多少等实际情况，中药饮片包装的形式多种多样，例如一些医疗机构由于门诊处方量较大为了节约时间，采用纸袋包装的方法。再如一些传统特色保持较好的中药店仍然使用纸包装（也称"攒包"）。不论采用哪种方法，对中药饮片的包装都要求做到整齐美观、包扎牢固。此处，主要介绍用包装纸的包装方法。

一、包装

　　目前没有固定的格式包装，通常包混合包，用一张或两张纸包成单包或双包。药包又称掖口包，要双掖口，形似燕窝。

（一）中药饮片的整方包装

　　中药饮片的整方包装，即中药饮片调配并复核后，混合包装于包装纸中。此种包装又分为单层纸包装与双层纸包装。包装方法如下所示。

　　1. 单层纸攒包　见图 6 -1。

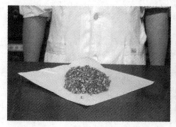
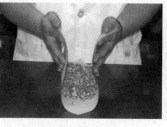
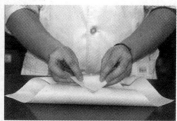

步骤 1　　　　　　　　　步骤 2　　　　　　　　　步骤 3

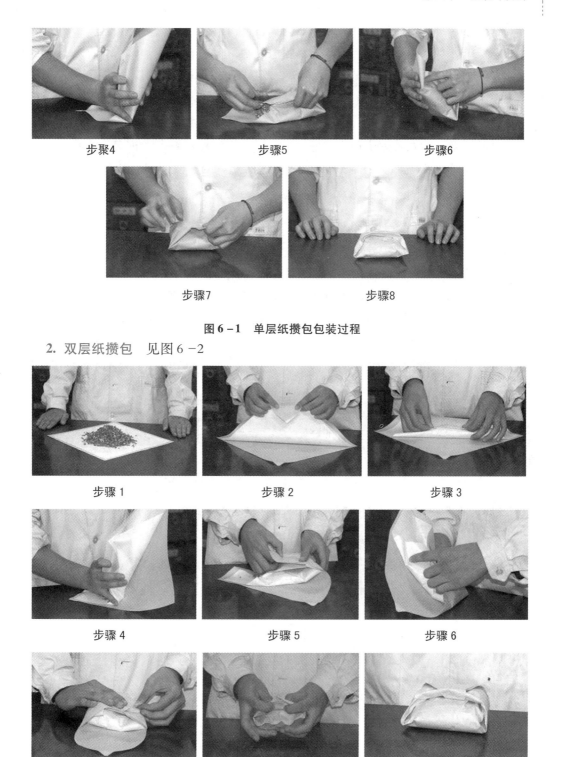

步聚4　　　　　步骤5　　　　　步骤6

步骤7　　　　　步骤8

图6-1　单层纸攒包包装过程

2. 双层纸攒包　见图6-2

步骤1　　　　　步骤2　　　　　步骤3

步骤4　　　　　步骤5　　　　　步骤6

步骤7　　　　　步骤8　　　　　步骤9

图6-2　双层纸攒包包装过程

"一口印"包装

　　"一口印"包装，即将处方中的每一味中药饮片，采用小包单独包装，再将小包在门票上逐层码放，成金字塔型，码放时要求所有的小包包口向外，再用门票将所有小包整体包装，包装后的大药包，形似金字塔，又如古时"官印"，故此种包装方法得名"一口印"。此种包装方法非常具有传统特色，现在已经很少使用。

（二）特殊处理小包包装

　　根据处方药味中，煎药方法的特殊要求，还需对一些需要特殊处理的中药饮片，使用较小的包装纸进行单独包装，并在包装外注明特殊处理的方法。例如，需要先煎的品种石膏、石决明等；需要后下的品种薄荷、苏叶等；需要包煎的品种车前子、葶苈子等；需要烊化的品种阿胶、鹿角胶等；需要冲服的品种三七粉、滑石粉等。包装方法见图6－3。

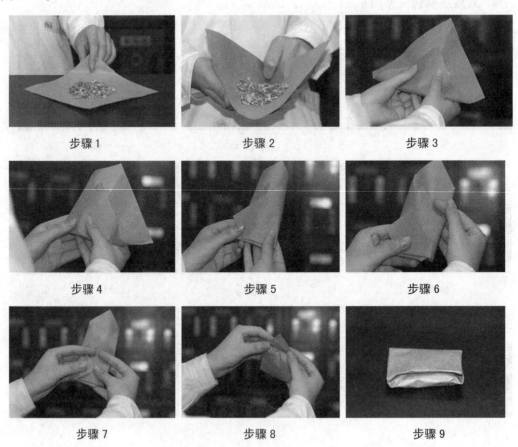

步骤1　　　　　　　　　步骤2　　　　　　　　　步骤3

步骤4　　　　　　　　　步骤5　　　　　　　　　步骤6

步骤7　　　　　　　　　步骤8　　　　　　　　　步骤9

图6－3　小包包装过程

二、捆扎

中药饮片经攒包包装后，为了方便患者携带，还需对其进行必要的捆扎。捆扎要求做到牢固、便携，方法如下：

1. 三包捆扎 步骤如图6-4。

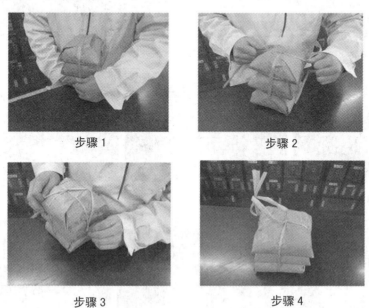

步骤1   步骤2

步骤3   步骤4

图6-4 三包捆扎步骤图

2. 五包捆扎 步骤如图6-5。

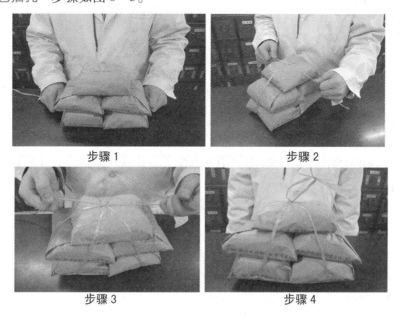

步骤1   步骤2

步骤3   步骤4

图6-5 五包捆扎步骤图

3. 十包捆扎   步骤如图6 –6。

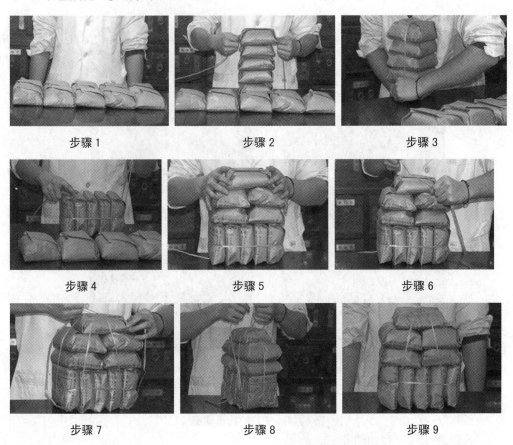

步骤1   步骤2   步骤3

步骤4   步骤5   步骤6

步骤7   步骤8   步骤9

图6 –6   十包捆扎步骤图

第二节   发药与用药指导

一、发药

发药是调剂工作的最后一个环节，中药调剂人员应认真核对，并在药包或处方上签字发出。具体要求如下：

1. 发药人员首先核对号牌，应问清患者姓名、剂数，注意姓名相同相似，防止错发事故。

2. 主动指导，并耐心解答患者有关用法、用药禁忌、煎煮方法、自备"药引"用法、药品疗效、药源情况、药品价格等用药咨询。

3. 含毒性药品的处方应留存，整理登记，备查。

4. 发现差错必须立即采取措施，设法纠正，不得隐瞒。

5. 发药过程注意语言和蔼、热情诚实。顾客离店时，常用的送客语为"您走好"、

"您慢走"，一般不使用"欢迎您再来"。

二、用药指导

用药指导是发药环节的一项重要工作。除了要向患者交代好煎药方法，单包中药的特殊煎煮方法等，还要解答患者有关用药的诸多疑问。概括起来说包括中药的煎煮、服药、饮食禁忌、药液储存等方面。

（一）汤剂的煎煮

中药汤剂的质量好坏，直接关系到中药的临床疗效，我国历代医家都很重视中药的煎煮法。如明代李时珍在《本草纲目》中指出："凡服汤药，虽品物专精，修治如法，而煎煮药者，鲁莽造次，水火不良，火候失度，则药亦无功。"清代徐灵胎在《医学源流论》中指出："煎药之法最宜深究，药之效与不效，全在乎此。"正确地掌握中药汤剂的制备方法，要按照制备要求去操作。

1. 煎药器具　中药汤剂的制备宜选用化学性质稳定，传热均匀，不易与所煎之药起化学反应的煎药器具。通常煎药首选砂锅，也可用陶锅、搪瓷锅、不锈钢锅、玻璃容器等，切忌用铜、铁、铝、锡等易腐蚀材料或有毒塑料制成的器具。家庭煎煮汤剂多用砂锅（图6-7），砂锅有传热均匀、保温性能好、化学性质稳定、价廉等优点。煎药房制备汤剂多采用自动煎药机，煎药机多为不锈钢锅，可自动控制煎药温度和时间，以完成煎药、滤过、煎液包装。

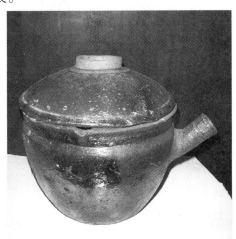

图6-7　砂锅

2. 浸泡　古代汤药煎煮所用的水种类很多，如雨水、潦水、腊雪、露水等。而现代煎药应当使用符合国家卫生标准的饮用水，如自来水、河水、井水等，以洁净、少含矿物质或杂质为原则，忌用反复煮过的水。

中药饮片多是干品，在煎煮前需根据药材的性质、体积、厚度等在室温下浸泡。浸泡使饮片湿润变软，有效成分首先溶解在饮片组织中，既有利于有效成分煎煮出，又可缩短煎煮时间。浸泡时间应根据中药饮片的性质而定。见表 6 - 1。

表 6 - 1　不同饮片浸泡时间

饮片类型	浸泡时间
花、茎、全草类为主	20 ~ 30 分钟
根、根茎、种子、果实等	40 ~ 60 分钟
先煎药、另煎或另炖药、煎汤代水药在煎煮前均应当先行浸泡	不少于 30 分钟

3. 加水量　汤剂加水量的多少，直接影响煎药的质量。药多水少，会造成"煮不透，煎不尽"，有效成分浸出不完全，或稍一蒸发，药汁即干涸，造成药物有效成分因局部高热而破坏；药少水多，虽能增加有效成分的溶出量，但汤液量过大，病人服用不便。

中药饮片因质地不同，吸水量也有显著差异。通常重量相等的药物，质地轻松的饮片吸水量多，如花、叶、全草等；质地坚实饮的片吸水量少，如矿物、贝壳等。

加水量需根据煎药时间的长短、水分蒸发量的多少、饮片吸水性能的大小以及所需药液量等来具体掌握。通常将中药饮片置煎锅内，加水至超过药材表面 2 ~ 5cm 为度，第二次煎煮加水以超过药材表面 1 ~ 2cm 为宜。若用于小儿内服的汤剂可适当减少用水量。

4. 煎药的火候　煎药火力的大小，中医习称为"火候"，主要包括"文火"和"武火"。文火又称"慢火"、"弱火"，温度较低，水分蒸发缓慢；武火又称"紧火"、"强火"，温度较高，水分蒸发较快。煎药火力的强弱直接影响汤剂成分的煎出，火力过强，水分很快被蒸发，药物的成分不易煎出，且药液易于煎干，甚至使药物焦煳；火力过弱，煎煮效率低，药物的有效成分不易煎出。煎煮用火应遵循"先武后文"的原则，即在沸前用武火，使水很快沸腾，沸后用文火，保持微沸状态，使之减少水分蒸发，以利于煎出药物的成分。根据各类药的不同特点，煎药火候也有区别，详见表 6 - 2。

表 6 - 2　汤剂的煎煮火候

汤剂类型	火候
解表药	应用武火速煎，"气足势猛"，使药力迅速
一般药	先武火，后文火，使有效成分充分煎出
滋补调理药	开始用武火煎沸，沸后用文火慢煎，使药汁浓厚，药力持久

5. 煎煮时间　煎药时间的长短，一般与药材的性质、加水量的多少、火力的强弱及治疗作用等因素有关。通常花、叶及芳香类药物煎煮时间宜短；根茎、果实、种子类药物煎煮时间宜长；金石、介壳、动物类及质地坚实的药物煎煮时间更长。煎药时间，

均从煎沸时算起，详见表6-3。

表6-3　汤剂的煎煮时间

汤剂类型	第一煎的煎煮时间（分钟）	第二煎的煎煮时间（分钟）
解表类、清热类、芳香类	15～20	10～15
一般药	20～30	15～20
滋补类	40～60	20～25

 课堂互动

请同学们根据所学知识说一说汤剂制备的过程？

处方中注明有先煎、后下、另煎、煎汤代水等特殊要求的中药饮片，应当按照要求或医嘱操作。

（1）先煎药应当煮沸20～30分钟后，再放入其他药同煎。

（2）后下药应当在第一煎药即将煎至预定量时，投入同煎5～10分钟。

（3）另煎药应当切成小薄片，煎煮约1～2小时，取汁；另炖药应当切成薄片，放入有盖容器内加入冷水（一般为药量的10倍左右）隔水炖2～3小时，取汁。

（4）煎汤代水药应当将该类药物先煎15～25分钟后，去渣、过滤、取汁，再与方中其他药同煎。

6. 煎药量　中药汤剂通常一剂煎煮两次，并将两次煎煮后所得药液合并混匀，等量分成两份作为两次服用量。通常儿童用药需煎至每剂100～200ml，成人用药需煎至每剂200～400ml。在煎药过程中应注意搅动饮片和观察煎液量，既要使饮片充分煎煮，又要避免出现药液溢出、煎干或煎煳现象。煎煮好的药，应趁热将药液用过滤网或干净纱布滤出，置于清洁且化学性质稳定的容器，注意内服药与外用药应当使用不同的标识区分。

 课堂互动

请同学们分析下列处方，处方中有哪些需要特殊处理，煎煮时如何处理？

【处方】

旋覆花（包煎）15g　　党参12g　　代赭石（先煎）30g　　生姜9g

炙甘草6g　　　　　　制半夏9g　　大枣4枚

（二）汤剂的用法

中药汤剂的用法也关系到中药的临床疗效，我国古代医家很重视中药的服用方法。元代王好古在《汤液本草》中指出："药气与食气不欲相适，食气消则服药，药气消则进食，所谓食前食后盖有义在其中也。"正确地掌握中药汤剂的服用方法，是患者安全有效使用药物的保证。

1. 汤剂的内服方法

（1）服药温度 口服汤剂的服药温度主要有三种：温服、热服和冷服。一般汤剂均宜温服，即在温而不凉时服用，特别是一些对胃肠道有刺激性的药物，如瓜蒌仁、乳香等，温服可和胃益脾，减轻对胃肠道的刺激。而部分解表药、寒证用药均宜热服，以助药力，如辛温解表之桂枝、羌活等宜热服；真热假寒证，宜寒药热服。呕吐病人或中毒病人均宜冷服；热证用寒药亦可冷服；真寒假热，宜热药冷服。此外，对易于恶心、呕吐而不能冷服的病人，宜在服药前，先嚼一片生姜或橘皮，以防止呕吐。

（2）服药次数 一般疾病多为每日1剂，每剂分2次服或3次服；慢性病服用的药物，可隔天服1剂，或1剂服2天；病情危重者，可每隔4小时左右服药一次，昼夜不停，使药力持续，利于顿挫病势。在应用发汗药、泻下药时，若药力较强，要注意病者个体差异，服药需适可而止，不必拘泥于定时服药，一般以得汗、泻下为度，不必尽剂，以免汗下太过，损伤正气；呕吐病人服药时宜小量频服，因小量药物对胃的刺激性小，不致药入即吐，而频服才能保证一定的服药量。

（3）服药剂量 一般成人服用量每次 200～300ml，每日 2 次；儿童服用量每次 50～150ml，每日 2 次；婴儿酌减。应注意的是，小儿服药宜浓缩汤液，以少量多次为好，不要急速灌服，以免呛咳；对病情危重者，应遵照医嘱服药。

（4）服药时间 口服汤剂的服药时间主要有饭前服、饭后服、空腹服和睡前服等。当然，具体的服药时间应根据病情需要和药物性能而定，无论饭前或饭后服药，均应略有间隔，以免影响疗效。通常对胃肠道有刺激性的药宜在饭后服，以减轻对胃肠的刺激；驱虫药、攻下药宜空腹服；安神药宜在睡前服；治疟药宜在疟疾发作前 1～2 小时服，使之达到截疟目的。

（5）服药时的饮食禁忌 服药期间的饮食禁忌即"忌口"，主要依据病证和药性而定。通常服药时宜少食生冷、油腻及不易消化的食物，以免增加病人的消化负担。温热性病应禁用或少食烟酒、辛辣、肉类食物，因其易生热生痰，食之可助长病邪加重病情；寒凉性病应少食寒凉生冷食物。服解表、透疹药时，宜少食生冷、酸味食物，因其收敛作用碍于药效；服温补药时，宜少食萝卜，因其下气作用能降低药物的温补功效。另外，用于治疗外感性疾病的发散解表药，不宜与滋补药同时服用。

（6）药引的使用 中药处方讲究"药引"，据历代文献资料记载，药引具有引经作用，即把药物成分集中到病变部位，增强疗效、解毒、护胃、矫味等作用。下面介绍几种常用的药引。

①食盐，咸、寒，入肾、胃、大肠经，有清水、解毒之效。治疗肾阴亏虚的处方宜用淡盐水作为药引，取其咸能入肾。

②生姜，辛、微温，入肺、脾经，有发汗解表、温中止咳、温肺止咳之效。治疗风寒感冒、胃寒呕吐时，常用生姜3～5 片为引，以增强疗效。

③葱白，辛、温，入肺、胃经，有散寒通阳、解毒散结之效。治疗感冒风寒、小便

寒闭不通时，常用葱白为药引。

④灯心草，甘、淡、微寒，入心、小肠经，能清心除烦，利尿通淋。治疗心火亢盛、小便短赤时，宜用灯心草一小把为引。

⑤粳米，甘、平，入胃经，有益气健胃之效。治疗火热病证需用大剂量苦寒药物时，以防苦寒败胃，常取粳米一小撮为引，以顾护胃气。如清暑解热的白虎汤。

⑥大枣，甘、温，归脾、胃经，能益气补中、养血安神，调和药性。使用峻烈药物（如甘遂、芫花、大戟、葶苈）时，常取大枣10~15枚缓和药性，以防止中毒。

⑦蜂蜜，甘、平，入肺、脾、大肠经，能滋养、润燥、解毒。治疗肺虚燥热、肠燥便秘病证时，常用蜂蜜1~2汤匙为引。

⑧食醋，酸、平，有散瘀止痛、收敛固涩之效。治疗妇女带下、血热崩漏、蛔虫腹痛病证时，常取食醋1汤匙作药引。

⑨红糖，甘、温，能补中、祛瘀。治疗产妇恶露不畅、少腹冷痛病证时，常取红糖为药引。

（7）**服药呕吐**　有些患者在服用中药汤剂时会出现呕吐现象，影响治疗的效果。可以采用的方法有：

①小量频服法。即先让病人服一小口试探，若吐就让其吐出，如此两三次后，一般呕吐可得到改善。

②服药后出现呕吐现象，可在汤药中加1~2汤匙姜汁，或服药后再服一些姜汤。

（8）**中药汤液的储藏**　中药煎好后，最好在一天内服完。在气温较高的季节，室温在25℃以上，一般汤剂保存不应超过2天，如果采取冷藏条件，可保存2~3天。不同方剂即使在同一条件下，其变败程度差异也较大，若药液内含有淀粉，蛋白质、糖类等成分较多，则变败甚速。

目前代煎中药汤剂最常见的包装是真空密封包装。密封真空包装的中药汤剂最好在冰箱冷藏室0℃~5℃范围内保存，可以保存7天左右；保存超过一周的中药，在服用前应置于沸水中煮沸后再服用。特别是处方中有全蝎、蜈蚣等动物类中药，或含有高糖中药如熟地黄、黄芪等时，更不能超过7天。若发现药液袋鼓起或药液变味、有气泡等异常现象，则属变质，不可服用。

 课堂互动

1. 请同学归纳用药指导的主要内容有哪些？
2. 教师列举一处方，请同学分组进行用药指导练习。

2. 汤剂的外用方法　汤剂的外用是利用药物与皮肤接触而达到"外治内效"的目的。汤剂外治多取其温通经络、活血止痛、止痒等作用。有些外治的疗效还优于内服，常用方法有如下几种。

（1）**熏蒸法**　用药物加水煎煮，利用"蒸汽"熏蒸局部或肌体，使药物通过皮肤渗入筋骨，发挥祛风、散寒、除湿的作用。如桂枝、川乌、苍术等煎汤熏蒸患处。

（2）洗浸法　用适当药物煎液或浸液来洗浸人体全身或局部。洗浸是传统的"药浴"方法。如皮肤病中的疥疮湿癣，可用苦参、地肤子、野菊花、豨莶草等药物浸洗患处，从而达到除湿止痒、杀虫解毒的目的。

（3）含漱法　用药液作用于口腔一定时间，然后漱出，常用于治疗热毒引起的口腔、咽喉疾病。药液不经胃肠吸收，直接作用于患病部位，发挥清热解毒作用。如黄连、硼砂、芒硝制成的含漱剂。

同步训练

一、单选题

1. 汤药煎煮的火候要求是（　　）

　　A. 武火保持沸腾　　　B. 先武火后文火　　C. 先文火后武火　　　D. 文火长时间煮

2. 一般汤药第一煎的煎煮时间为（　　）

　　A. 15～20 分钟　　　B. 20～30 分钟　　C. 10～15 分钟　　D. 40～60 分钟

3. 宜后下的饮片是（　　）

　　A. 黄连　　　　　　B. 砂仁　　　　　　C. 蒲黄　　　　　　D. 附子

4. 关于汤剂的服药时间，下列说法错误的是（　　）

　　A. 补益药宜饭前服　　B. 驱虫药宜饭后服

　　C. 安神药宜睡前服　　D. 对胃肠有刺激性的药宜饭后服

5. 处方中有羚羊角丝，煎煮时该如何处理（　　）

　　A. 另煎　　　　　　B. 包煎　　　　　　C. 先煎　　　　　　D. 后下

二、多选题

1. 关于煎药用水及加水量，下列说法正确的是（　　）

　　A. 汤剂煎煮常用的是自来水、洁净的井水、河水

　　B. 汤剂加水量的多少，可影响煎药的质量

　　C. 用水过多，虽能增加有效成分的溶出量，但汤液的量过大，不宜病人服用

　　D. 用水过少，会使有效成分不宜全部煎出，药物有效成分可因局部高热受到破坏

　　E. 汤剂煎煮前加水第一次煎加水至超过药物表面 2～5cm 为度，第二次煎煮可超过药表面 1～2cm

2. 关于服药时的饮食禁忌，下列说法正确的是（　　）

　　A. 服药期间一般宜少食难消化的食物

　　B. 热性疾病应禁用或少食酒类、鱼类、肉类食物

　　C. 服温补药时，应少饮茶，少食萝卜

D. 酒类性热，鱼类、肉类食物厚腻易生热生痰，食后助长病邪，使病情加重

E. 服解表、透疹药时，宜少食生冷及酸味食物

三、简答题

简述中药汤剂的传统煎煮方法。

第七章　代客煎药

 知识要点

　　煎药机的常规操作；煎药室的工作制度。

　　代客煎药是为了方便广大顾客解决汤剂煎煮中的困难，而出现的服务项目，是中药店及医院中药房对中药饮片调剂工作的拓展。近年来，使用煎药机代客煎药，极大地满足了广大群众对汤剂治病的需求，促进了中医药防病治病的发展。

一、代客煎药的工作内容

　　煎药室的主要工作是代客煎药，其任务是领药、煎药、装药、送药、发药。煎药人员在完成这些任务时，需要仔细核对处方与"煎药室领（送）药记录本"、"煎药处置单"、"煎药袋标签"等煎药凭证，做到六查五对。六查：即查姓名、性别、年龄、科别、门诊号或住院号、现金收讫章或住院收讫。如发现疑问及时与药师联系，确认无误后签名收药、发药，并注明签收与签发时间。五对：即对剂数、每剂煎药袋数、每袋装药量、特殊煎煮药物、取药约定时间。

知识链接

煎药室的工作制度

　　1. 煎药室应由具备一定理论水平和实际操作经验的中药师具体负责煎药室的业务指导、质量监督及组织管理工作。

　　2. 煎药室应有工作制度和相关设备的标准化操作程序，工作制度、操作程序应当装订成册并张挂在煎药室的适宜位置，严格执行。

　　3. 煎药人员需穿工作衣、戴工作帽，做好个人卫生与室内卫生。

　　4. 煎药人员需按照标准化操作程序进行药物煎煮。

　　5. 煎药人员需保存药渣24小时，以备必要时查对。

　　6. 煎药人员需坚守工作岗位，防止药汁煎干，保证药液质量。

　　7. 煎药人员需完整真实地填写煎药相关记录。

　　8. 煎药人员需学习安全、防火、防盗知识，做好安全保卫工作。

此外，煎药室应当定期消毒。洗涤剂、消毒剂品种应定期更换，符合《食品工具、设备用洗涤卫生标准》和《食品工具、设备用洗涤消毒剂卫生标准》等有关卫生标准和要求，不得对设备和药物产生腐蚀和污染。

二、煎药机的操作

（一）煎药机的类型

目前市场上的中药煎药机主要有单体煎药机、煎药包装一体机、单循环煎药机、双循环煎药机、常压煎药机、微压煎药机等多种类型。

其中煎药包装一体机（图7-1）是药店代客煎药的常选设备，较为多用，其机身上半部分为煎药机，下半部分为包装机。可有1+1型、2+1型、3+1型等多个煎药机配1个包装机的不同类别，整体体积小，外观好看，操作方便。单体煎药机与包装机在医院、连锁药店也常用，煎药机与包装机需用一根金属软管连接，通过煎药机的压力，把药液打到包装机的罐体后进行包装。

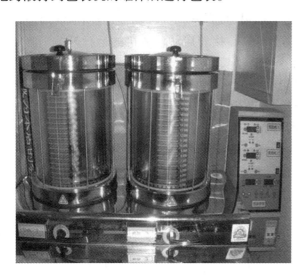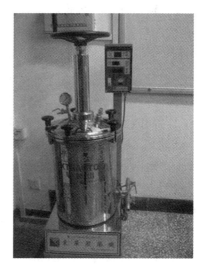

图7-1 煎药机

（二）煎药的操作步骤

1. 检查 检查工作场所、设备、器具是否符合要求，水、电供给是否正常，煎药机运行是否正常。检查清洗煎药机内部污物、异物等，排尽清洗水。关闭所有阀门。

2. 装袋 将调配并复核后的中药饮片装入干净的煎药袋，用棉线扎紧袋口。注意每个药袋的装药量最多不超过容积的2/3；饮片中的大枣应劈开、生姜应切片后再装入煎药袋，不得整个放入；需要包煎、先煎、另煎、后下的饮片要分别装入不同的煎药袋，不能与群药相混。

3. 泡药 将装入饮片的煎药袋放入专用的泡药桶，加入清洁自来水进行浸泡。注意泡药容器要清洁；加水量应将药物完全浸没，以超过药面 2～3cm 为宜；先煎、后下的煎药袋用另外的容器分开浸泡；若有毒性、烈性中药，应在泡药用具上作出明显标记；将所泡药的处方夹在泡药桶上。

4. 煎药 将泡好的待煎药进行煎煮。

（1）将泡好的中药和浸泡液倒入煎药机的煎药锅中，加水适量，并将药方夹在煎药机上。加水比例为加水量 = 所需的药液量 +20% 所需药液量。即加水量 =（每袋药容量 × 每日服几次 × 共煎几剂药）×1.2。例如：所煎药为 5 付，每付药 2 袋，每袋250ml，加水量 =（250 ×2 ×5）×1.2 =3000ml。

（2）盖紧锅盖，接通电源，按模式转换键，分别设定煎煮所用的火力与时间等，开始煎药。

（3）到设定时间后，煎药机自动切断加热盘电源，运行指示灯灭，煎药结束。

（4）待药煎好后，先打开排气安全阀，适当减压，再打开排药液阀门，药液通过排液软管注入包装机药罐内，排药液过程中，同时转动挤压装置，挤出药包中的残余药液。

（5）取出药渣，检查药渣是否煎透。如果煎透将药渣放入专用桶内。设定包装包数和包装量，转动出液阀门手柄使其完全打开，接着启动包装机的运行开关，开始包装。

5. 晾药 将包装好的药袋放入晾药盘内，进行晾凉，并将处方夹在晾药盘上。

（1）晾药要放在通风、凉爽无污染、无灰尘的地方。

（2）药晾好以后，要核对数量，同处方一起装入塑料袋中。

6. 清场 清洁煎药设备与用具。

（1）将适量清水放入煎药锅内，用干净软布擦洗锅内壁、锅盖和密封圈，开启阀门，排尽污水，关闭阀门。注意不能用掉丝、掉毛的清洗工具清洗；电器控制部分不能用水清洗。

（2）再次加适量清水入煎药锅内以冲洗管道，打开排废液阀，排净废液，关闭排废液阀门、排药液阀门、电源。

（3）清洗布袋，检查是否有余留药渣，并检查布袋是否破损，有破损及时缝合或更换。

（4）煎煮过毒性、烈性、特殊气味中药的布袋，应反复冲洗，必要时用清水煎煮。

（5）定期清扫、清洗的设备与用具并做消毒处理。

（6）将清扫、清洗、消毒设备与用具放在专用场所，并妥善保管。

7. 填写记录 煎药室均有记录煎药各操作环节的相关表格，工作人员应及时填写相关记录（见表7 -1），并保持其整洁、真实、完整。

（三）使用煎药机的注意事项

1. 为保证人身安全，煎药机必须做好接地保护。

2. 清洗过程中，若不能用水清洗电器控制部分。

3. 每次煎药关锅盖前，应仔细检查密封圈，保证密封圈能正确安装在槽内。

4. 煎药机拧紧把手时，要对角均匀加压，以防锅盖变形。

5. 在煎药过程中严禁打开排废液阀门，防止人员烫伤。

6. 打开锅盖前，必须打开排气安全阀，排掉锅内压力。

7. 每锅药煎好后，要清洁锅盖与密封圈的接触面，防止残留药液粘起密封圈。

8. 煎药时必须专人专管，切忌干烧，损坏加热元件；玻璃筒体者在中途加水时，需避免冷水碰到玻璃壁，以防破裂。

9. 煎药过程中，若包装药的无纺布袋破损，一定要把药渣清洗干净后再用，防止残渣打到包装机后造成包装机的堵塞。

10. 煎药机在工作中未达到设定时间时，下次再煎药时应关闭电源开关，使计数器清零。否则机器累计自动计时，到达时间后自动停机。

表 7 - 1　煎药记录表

日期	科别	姓名	加水量（ml）	浸泡时间	煎煮时间	药液煎出量（ml）	特殊煎煮	煎药付数		煎药人	取药人	备注
								剂	袋			

同步练习

简答题

1. 简述六查五对的主要内容。

2. 简述煎药机的操作规程。

第八章 中药饮片的贮藏与养护

 知识要点

中药饮片常见的变异现象；影响中药饮片变异的因素；传统贮藏保管方法；现代贮藏保管养护新技术。

第一节 中药饮片常见变异现象和影响因素

一、中药饮片常见的变异现象

中药饮片大都含有淀粉、糖类、蛋白质、脂肪油、纤维素、鞣质等成分，在贮藏过程中常见有虫蛀、发霉、变色、走油、气味散失、升华、风化、潮解、粘连融化、腐烂等变异现象，不仅会造成经济损失，更严重的是导致中药疗效降低，甚至完全丧失其药用价值。

（一）虫蛀

虫蛀是指饮片被虫害蛀蚀，发生蛀洞和蛀粉的现象。饮片含水量在11%以上，温度在16℃~35℃之间，虫卵会成为幼虫。中药饮片中含淀粉、糖、脂肪、蛋白质等营养成分有利于害虫生长繁殖，如大黄、白芷、前胡、北沙参、泽泻、枸杞子、山楂、桑螵蛸等。花类含芳香油及花蜜成分，极易虫蛀。防止虫蛀可充分干燥，杀灭虫卵，防止虫卵繁殖。

（二）发霉

发霉又称霉变，是指霉菌在中药饮片表面或内部滋生的现象。发霉的主要因素是温度和湿度，一般温度在10℃以下，相对湿度在70%以下，药材含水在15%以下，霉菌不易生长。若温度在20℃~35℃，相对湿度超过80%，药材含水量增高，霉菌开始繁殖，就易发霉。夏季炎热、潮湿，药材也易发霉。如人参、独活、紫菀、车前草、马齿苋等易发霉。控制温度、湿度，无菌包装可防止发霉。饮片的贮藏应低温、通风、干燥、控制含水量在8%~10%，以相对湿度在65%以下，温度在20℃以下为宜。

（三）变色

变色是指中药饮片成分受到氧化、聚合或分解、缩合等作用，产生大分子有色化合物，色泽加深或改变，由浅变深或由鲜变暗的现象。

中药饮片变色说明内在质量发生变化、成分改变，影响药效。中药成分黄酮类、羟基蒽醌类、鞣质类结构中含有酚羟基，贮藏过久或经常翻晒，在药材中酶和空气中氧的作用下，发生氧化、聚合反应，生成大分子有色化合物使药材变色。含有蛋白质的药物，氨基酸与还原糖作用后也能引起中药变色。叶类、花类、全草等药材容易变色，如白芷、天花粉、泽泻、山药等由白色变为黄色；有些药物由鲜艳变暗淡，如花类中药红花、菊花、金银花、腊梅花等；由深色变浅色如黄芪、黄柏。防止变色可采取冷藏、避光或密闭贮藏中药的方法。

（四）走油

走油习称"泛油"，是指中药饮片由于受潮或在高温下表面溢出油状物的现象。含挥发油、油脂、糖类等中药，贮藏不当，在受热或受潮时油分外溢。含黏液性糖质、含糖量多的中药表面返软、发黏后泛出油样物质，并发出油败气味。泛油是一种酸败变质现象，影响疗效，甚至可产生不良反应。走油同时伴随着变色和变质。含油性中药油分外溢，如当归、丁香、柏子仁、桃仁、杏仁、郁李仁、酸枣仁、薏苡仁、苏子、莱菔子等。含糖性中药表面泛出油样物质，如牛膝、熟地、麦冬、天冬、黄精、枸杞子等。防治走油的方法主要是干燥、冷藏、低温、隔绝空气和避光保存。易走油的中药，宜凉透干燥后，置密闭容器内，放于阴凉干燥处。

（五）气味散失

气味散失，是指中药饮片固有的气味在温度较高和空气的影响下，或贮藏日久原有气味改变或变淡薄的现象。中药固有的气味由其所含的各种成分决定，改变或变淡薄会影响药性，从而影响药效。发霉、泛油、变色均能使药物气味散失。含挥发油的药物，如当归、肉桂、沉香、丁香、薄荷、紫苏等，由于受温度和空气等影响，逐渐失去油润而干枯，以致气味散失。肉豆蔻、砂仁粉碎后，气味会逐渐挥发散失等。

（六）升华

升华指某些中药所含的挥发性成分在常温下由固态直接变为气态的现象。易升华的中药有樟脑、冰片、薄荷脑等，是经蒸馏冷却制备而成的含挥发性成分的结晶性物质。易升华中药的贮藏养护，宜采用小包装或小件严密固封，调节好库内温度、湿度，贮存在阴凉、干燥的环境中。

（七）风化

风化，是指某些含结晶水的盐类中药，与干燥空气接触日久逐渐失去结晶水，变为非结晶状粉末的现象。中药风化后质量和药性也随之发生改变。如明矾、胆矾、硼砂、芒硝等。

（八）潮解

潮解是指固体中药受潮而使固体液化或成分分解，其表面慢慢溶化成液体状态的现象。饮片经切制成片、段、节、丝后，改变了原药的形状，增大了表面积，易吸湿回潮。无机盐类矿物中药如石膏、芒硝、青盐、咸秋石、硇砂等，易溶于水，易吸湿回潮，要注意防水防潮。特别是硇砂吸潮后易液化分解。

（九）粘连、融化

融化是指含糖胶、树脂、蜡质等成分的固态中药，温度升高时变软，粘结成块，由固态融为稠厚流质状态的变异现象。粘连是固体中药因受热发黏而连结一起的现象。树脂为无定形固体，质脆，受热时先软化后变为液体，在贮藏中忌高温。易产生粘连、融化的中药有乳香、没药、阿魏、儿茶、芦荟、阿胶、鹿角胶、龟甲胶、蜂蜡、甘草浸膏、鸡血藤浸膏等。

（十）腐烂

腐烂是指某些新鲜中药受温度和微生物的影响，微生物繁殖而导致霉烂败坏的现象。饮片腐烂不能入药，如鲜生姜、鲜生地、鲜芦根、鲜石斛、冬虫夏草等。

干燥中药的枯朽是指枯槁朽烂。

二、影响中药饮片变异的因素

中药饮片在贮藏保管过程中由于受到干燥程度、外界气候、环境因素等的影响，所含的某些成分逐渐发生变化，使其形态、颜色、气味、内部组织等出现各种各样的变异。故影响中药饮片变异的因素不是孤立的，除药材本身的内在因素外，尚有温度、湿度、空气、光线、虫害、贮藏时间、微生物等外界气候、环境因素，因此控制多方面因素才能确保中药的质量和药效。

（一）温度

中药贮藏温度有一定的适应范围，一般为15℃～18℃，温度过高或过低都会使质量发生变化。温度在20℃～35℃时，有利于虫害、霉菌等滋生繁殖，导致虫蛀、发霉等。温度在35℃以上时，含脂肪的中药因受热而使油质分离，含挥发油多的中药因受热使芳香气味散失，动植物胶类和部分树脂类中药受热后易粘连融化。

宜置阴凉干燥处的中药有细辛、商陆、苍术、川木香、牡丹皮、肉桂、香加皮、艾叶、紫苏叶、辛夷、丁香、旋覆花、巴豆、吴茱萸、青皮、砂仁、薄荷、香薷、荆芥、青蒿、佩兰、血竭、安息香、芦荟、羚羊角等。

宜置阴凉干燥处防热的中药有蜂蜜、蜂蜡等。

宜置阴凉干燥处防热、防蛀的中药有柏子仁、火麻仁等。

（二）湿度

湿度是指空气中水蒸气含量的多少。绝对湿度是指每立方米空气中所含水蒸气的量，单位是克/立方米。相对湿度（RH）是指空气中水汽压与饱和水汽压的百分比，表示空气中的绝对湿度与同温度下的饱和绝对湿度的比值，也就是指在一定时间内，某处空气中所含水汽量与该气温下饱和水汽量的百分比。贮藏期间一般相对湿度在 20%～50%。中药能否保持正常的含水量，与干燥程度有关，与空气的湿度也密切相关。一般中药的正常含水量约为 10%～20%。如空气中水蒸气多，中药受潮，吸收水分而使含水量增加，易发生霉烂变质现象。

（三）空气

空气含有多种成分，其中的氧气易引起中药某些成分发生化学变化而影响其质量。牡丹皮、黄精等的颜色变深，就是因为所含的鞣质、油质及糖分等与空气中的氧气接触发生变化而至。鞣质为分子量较大的多元酚类化合物，可溶于水而生成胶状溶液，又有强还原性，在空气中易氧化。含鞣质的中药如地榆、乌梅、五倍子、没食子、儿茶等应防水浸，不宜粉碎或切制后暴露在空气中存放，应装入密封瓷器中。空气中尚存霉菌孢子，如散落在药材表面，在适当的温度、湿度条件下即萌发为菌丝，分泌酵素，产生蛋白酶，侵入药材组织内部分解和溶蚀药材，导致药材霉烂变质。

（四）光线

光线对某些中药的色素和叶绿素有破坏作用，引起变色。红色和绿色药材不宜在阳光下久晒，宜遮光贮藏。宜避光的中药有番泻叶（置通风干燥处）、西红花（置通风阴凉干燥处，密闭）等。宜遮光、密闭的中药有牛黄（置阴凉干燥处，防潮，防压）、麝香（置阴凉干燥处，防潮，防蛀）、轻粉（置干燥处）、红粉（置干燥处）等。

（五）虫害

贮藏过程中的主要害虫有大谷盗（蛀根及根茎类）、米象（果种类）、谷蛾（含糖类和花叶类）、印度谷螟（果种类、糖类和花叶类）、黑皮蠹虫（蛀动物药和含油脂的植物药）、药材甲虫（多数药材）、螨虫（果种类）等，大谷盗和米象如图 8-1。蛀食根部药材的害虫有大谷盗、药谷盗；蛀食果实或种子的害虫有米象、谷象、干酪螨；蛀食芳香性药材的害虫有谷盗、谷蛾、日本标本虫、蟑螂、烟草甲虫等。一般温度在 16℃～35℃、相对湿度大于 60%、药材含水量在 11% 以上的环境有利害虫繁殖。螨在 25℃、相对湿度 80% 的 5～10 月间繁殖较快。宜置阴凉干燥处防蛀的中药有白芷、防风、白术、枳壳、枳实、核桃仁、冬虫夏草、海马、海龙等。宜置通风干燥处防蛀的中药有甘草、南沙参、甘遂、山楂、薏苡仁、黑芝麻、麦芽、土鳖虫等。

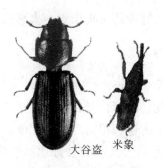

大谷盗　米象

图 8 - 1　大谷盗和米象

（六）贮藏时间

为了保证中药的品质和临床疗效，应注意中药饮片的贮藏期限。中药饮片贮藏时间长短，要根据各种药材的性质、贮藏条件而论，贮藏期限不宜太长，叶类、花类和草本植物的全草类中药，一般不超过 2 年；根及根茎类和木本植物的茎木类、皮类中药不超过 3 年；果实、种子类不超过 4 年；矿物类中药以不超过 10 年为宜。

中药饮片一般以新品者良，用药安全有效。某些中药经过贮藏后虽然外观没有变化，但内在质量有变化，疗效降低，如四季青、虎杖等含有大量的鞣质，能在酶的作用下不断氧化，聚合生成其他物质，从而降低疗效；薄荷、佩兰、藿香、檀香含挥发性成分，贮藏过久影响质量，挥发油含量随贮藏时间的延长而减少，降低疗效；细辛的酸性氨基酸为其镇咳成分之一，新鲜细辛的镇咳作用强，当贮存 6 个月后则无镇咳作用；贯众的绵马酸会自行分解，存放 1 年后则失效。

一些中药需经过一定时间贮藏，让其成分自然分解以减少其毒性或副作用，让其挥发"腥气"以便于服用。如陈石灰、陈仓米、陈曲、陈酒、陈醋、木瓜、铅丹等，经过一定时间贮藏能增加疗效或减小副作用；乳香、阿胶等贮藏一段时间更便于服用。

第二节　中药饮片的贮存与养护

一、中药贮藏库的建设和设施

（一）中药贮藏库的建设

中药贮藏库是贮藏中药的重要场所。根据中药的种类、特性、定向供应等设计规划和建设中药贮藏库。中药贮藏库的地址应选择在合适的地方，需交通方便；地面宽阔、平坦，便于存放；地势较高，防水、防潮、不受洪涝威胁；环境卫生，安全条件好，远离易燃生产区、有污染生产区、居民集中区等。平面中药贮藏库、多层中药贮藏库、立体中药贮藏库、地下中药贮藏库、立体自动化中药贮藏库的建筑形式结构不同。普通中药贮藏库要具备防潮、隔热、通风的性能，库内便于机械操作，方便中药的存放、进出和合理摆布。贮藏细贵中药、有毒中药的特殊中药贮藏库，应设施安全、管理严格。贮藏硫黄、硝石等中药的危险品贮藏库，地坪、墙壁、屋顶、内部间隔均选用耐火材料，露出屋顶的通风管用细密铁网遮罩。中药冷藏贮藏库的地面、墙壁、屋顶、内部间隔均选用水泥、钢筋混凝土建造，墙壁中间砌装隔热材料，库门密封性能好。某些中药怕热、怕湿、怕虫、怕压、怕光等，贮藏环境应防热、防水、防湿、防蛀、防鼠、防压（月季花、五倍子、牛黄、蜂房等）、通风或降温、密闭或遮光等。应分类放置中药，各类中药之间应保留一定间隙，应距地面或墙壁留 10～15cm 的间隙，切勿直接接触地面和墙面，以利通风，防潮。

（二）中药贮藏库的设施

中药贮藏库是安全储存、保证质量的重要环节，应具备适合药品特性的存放条件，库区内应有安全通风设施和必要的控制温、湿度设施，以及防虫、防鼠、防潮、防霉、防污染、防毒、灭火消防、装卸搬运、安全贮藏、保管和养护等设施，以便装卸搬运、易密封、通风、降温、防潮、隔热等。各类中药贮藏库根据大小、职能等灵活适当地选择配置陶瓷缸、陶瓷坛、陶瓷罐、玻璃瓶、磨口瓶、纸箱、木箱、塑料箱、铁箱、木柜、木桶、铁桶等贮存容器；电阻温度计、最高最低温度计、自记温度计、温湿度表、温湿计、干湿球湿度计、通风湿度计、自记湿度计、仓库除湿机、鼓风机、空气除湿机、空气除湿器、空调或压缩制冷机、真空充氮的氮气发生器（RLS-182 型氮气发生器）、高频热合机、消防灭火机、滤毒罐、冰柜、托盘、托盘搬运车、电动搬运车、叉式搬运车、手推车、牵引车、拖车等仪器机械设施。温湿度表的刻度表中一般标示出对人体健康、仪器、重要物品等的适宜温度是 15℃～25℃、相对湿度（RH）是 45%～75%，如图 8-2。

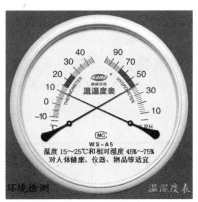

图 8-2　温湿度表

二、传统贮藏保管方法

中药饮片的传统贮藏保管方法，具有经济、有效、简便易行等优点，是贮藏保管中综合防治的重要基础措施，其方法主要有清洁安全、干燥防潮贮、低温冷藏、高温、密闭、对抗贮藏养护法等。

（一）清洁安全贮藏养护法

清洁安全贮藏养护法是最基本的中药饮片贮藏保管养护法，是一切贮藏保管工作的基础。搞好环境卫生，保持饮片库房和周围环境干净、无尘、整齐，防止有害生物侵入。做好库房安全工作，注意消毒，防鼠害。宜置干燥处防尘的中药有马勃、珍珠母等。

（二）干燥防潮贮藏养护法

干燥防潮贮藏养护法包括通风干燥、吸湿防潮贮藏养护法。

1. 通风干燥贮藏养护法　即利用自然气候调节温度和湿度的贮藏养护法，一般采用在晴天或室外湿度较低时开启窗户进行通风，有降温、散湿、防潮作用，也可通过安装换气扇通风干燥。宜置通风干燥处的中药有绵马贯众、远志、赤芍、黄连、白头翁、升麻、秦艽、夏天无、百合、土茯苓、白及、大血藤、杜仲、厚朴、合欢皮、白鲜皮、秦皮、银杏叶、石韦、大蓟、小蓟、灵芝、木通、车前草、泽兰、淫羊藿、猪苓等。

宜置通风干燥处防潮防霉的中药有狗脊、黄芩、百部、知母、川木通、黄柏、苦楝皮、密蒙花、五味子、车前子、麻黄、马齿苋、石斛等。

宜置通风干燥处防潮防霉、防蛀的中药有明党参、生地黄、巴戟天、天南星、黄精、天冬、玉竹、鸡血藤、芫花、龙眼肉、哈蟆油、地龙等。

2. 除湿贮藏养护法　即应用干燥剂吸湿或安装除湿机保持环境干燥的贮藏养护法。可起到防潮、抑制霉菌和害虫发生的作用。干燥剂为自然吸湿物，传统常用的有生石灰、木炭、草木灰等，现发展到采用氯化钙、硅胶等以吸潮。在雨季前后入库前的还可以利用太阳光的热或加热烘干法以散发水分使中药饮片干燥。

宜置干燥处防蛀的中药有何首乌、白芍、延胡索、天花粉、泽泻、浙贝母、山茱萸、赤小豆、白扁豆、桑寄生、紫河车等。

宜置干燥处防蛀防霉的中药有板蓝根、竹茹、五加皮、洋金花、胖大海等。

宜置干燥处防蛀、防潮的中药有藕节、槐花、款冬花、旋覆花、茯苓、儿茶、赤石脂等。

 课堂活动

1. 观察温湿度表，请从其刻度表中找出所标示的、对人体健康、仪器、重要物品等适宜的温度和湿度。

2. 模拟通风干燥贮藏养护法操作，将中药距地面或墙壁留 10～15cm 的间隙。

（三）低温冷藏贮藏养护法

低温冷藏贮藏养护法适宜温度为 2℃～10℃，也可低于 −4℃，可防虫、防霉、防走油、防变色等。用于贵重药材和难以保存的中药。贵重药材饮片如人参、哈蟆油、鹿茸等。难以保存如芦荟、乳香、没药等容易溶化；苏合香、蜂蜜等容易膨胀；全蝎、肉苁蓉、盐附子等盐制品。

（四）高温贮藏养护法

害虫对高温抵抗力差。温度大于40℃，一般害虫停止发育，大于50℃害虫会短时间内死亡。采用高温如曝晒、烘烤的方法可杀死害虫及虫卵，防止虫蛀霉变。但对曝晒后容易变色、走油、走味的药材不宜采用，含挥发油的饮片烘烤时温度不能超过60℃，以免有效成分损失影响质量。

（五）密闭贮藏养护法

密闭贮藏养护法又称密封贮藏养护法，是指采用密封或密闭使中药饮片与外界空气、温度、湿度、光线、细菌、害虫等隔离的贮藏养护法。有防止虫蛀、霉变、氧化变色等作用。适用于气温逐渐升高，空气中相对湿度增大，各种霉菌、害虫容易繁殖生长的季节。常用于容易挥发的中药如沉香、麝香等；酒炙、醋炙的中药饮片如大黄、当归、黄芩、延胡索、香附等以防酒、醋味挥散而失效。盐制品易受潮或高温后析出盐分，易升华的冰片、樟脑，易风化的硼砂、芒硝，鹿角胶、龟甲胶、阿胶等均需密封贮藏于阴凉干燥处。密闭可与吸湿剂结合应用。应注意，苏合香、藏红花等必须保持湿润状态密闭贮藏，否则易变色。

现发展利用密封性能更高的新材料塑料薄膜帐、袋，以及密封库、密封小室等。利用密封性能好的塑料袋对大多数中药饮片进行真空密封贮藏，既能防潮，又能防止有害生物入侵。对含糖量较多的熟地、党参以及蜜炙中药饮片均可采用薄膜材料密封贮存；对于细料、贵重中药饮片如人参、鹿茸、熊胆、牛黄、冰片等可用容器密封贮存，还可用复合薄膜材料包装袋真空密封贮存。宜密封置阴凉干燥处的中药有西瓜霜、人工牛黄（避光）、冰片、玄明粉等。

（六）对抗贮藏养护法

对抗贮藏养护法是指两种或两种以上药物同贮，或用一些有特殊气味的物品同贮而起到抑制虫蛀、霉变的经验贮藏养护法。本法利用药物间可相互克制，起到防虫、防霉的作用，有方便、无毒、经济的优点。有特殊气味，可用于对抗贮藏养护的物品有花椒、细辛、大蒜、丁香、吴茱萸或荜澄茄、白酒或药用乙醇等。

挥发油熏蒸贮藏可达到灭菌和抑菌的目的，属于对抗贮藏，如人参与细辛同贮；麝香与当归同贮；泽泻、山药与牡丹皮同贮；有腥气的动物药、昆虫类药及炮制品，如蕲蛇、白花蛇、乌梢蛇、地龙、土鳖虫等与花椒同贮；海马、全蝎与花椒或细辛同贮；蕲蛇、白花蛇与花椒或大蒜同贮；蛤蚧与花椒、吴茱萸或肉桂同贮；芡实、薏苡仁、土鳖虫与大蒜同贮；硼砂与绿豆同贮等。泽泻与牡丹皮同放一起，可使容易虫蛀的泽泻不虫蛀、容易变色的牡丹皮而不变色。当归防麝香走气色，大蒜防芡实、薏苡仁虫蛀。

喷酒贮藏，是将酒喷于中药饮片表面，或采用特殊气味的白酒或药用乙醇密封同贮的经验贮藏养护法。在室温下进行，较其他熏蒸法操作简便，对环境无污染。白酒的渗透作用比较强，乙醇对水有很大的亲和力，能破坏蛋白质胶粒的水化膜，使蛋白质沉淀析出变性，从而起到杀菌、消毒、防腐的作用，适用于含油脂类中药饮片及炮制品的贮藏，如柏子仁、郁李仁、杏仁、桃仁、核桃仁、酸枣仁等。对含糖类中药饮片及炮制品，如党参、熟地、枸杞子、龙眼肉、黄精、黄芪、大枣等；对贵重中药及炮制品，如人参、冬虫夏草、鹿茸等；对含挥发油类中药饮片及炮制品如当归、川芎等，均可采用喷洒少量的95%药用乙醇或白酒密封贮存，达到防蛀、防霉效果。或酒瓶开口放于保存中药的密闭容器，如大枣等。或根据药材体积自制箱式或柜式密闭容器，在容器底部放置挥发器（如小烧杯、小圆杯），挥发器上放置垫有数层纱布的透气支架，将药材放于支架上，密闭容器，乙醇即可在常温下挥发，饱和乙醇气体充满容器而达到防止霉蛀的作用，如黄芪、人参、三七、当归、党参、黄精、枸杞子、大枣、龙眼肉等。

应用对抗贮藏养护法应注意防止药材之间的掺混和"串味"，如人参不宜用冰片、樟脑、薄荷脑等防虫，以免沾染异臭。

三、现代贮藏保管养护新技术

科学技术不断更新，中药的贮藏技术也有了新的发展。随着现代科学技术的发展和应用，中药饮片养护新技术越来越多，也越来越科学先进。

（一）干燥技术

充分干燥，以杀灭虫卵，防止虫卵繁殖。通常采用的干燥方法有晒干（一般药材）、阴干（芳香药材）、烘干、远红外加热干燥、微波干燥（高频电磁波）。

1. 晒干法 利用阳光直接晒干，是最经济、方便的干燥法。多数中药可采用这种方法干燥。但含挥发油的药材如薄荷日晒可造成挥发油损失；红花、麻黄曝晒后颜色发生改变；郁金、厚朴日晒后易爆裂，均不宜用此法干燥。

2. 阴干法 将药材放在或悬挂于通风的室内或荫棚下，避免阳光直接照射，利用空气流动使药材中水分自然蒸发。此法适用于含挥发油的花类、叶类和全草类药材，如红花、薄荷、麻黄、青蒿等。缺点是温度低、干燥慢，需经常翻动，以防霉变。

3. 烘干法 利用人工加温的方法使药材干燥，可在通风的烘房或焙炕上进行。一般温度为50℃~60℃，对药材成分影响不大，能抑制植物体内的酶活性（酶的适宜温度是24℃~54℃）。多汁的果实类药材可用70℃~90℃，以利于迅速干燥。含挥发油的药材，烘干温度应控制在20℃~30℃，如砂仁、吴茱萸；富含淀粉的药物烘干时需注意温度，以防淀粉糊化，如葛根。含脂肪油多的药材如杏仁、桃仁等，不宜用烘干法。

4. 低温冰冻干燥法 利用低温真空冰冻干燥设备，在低温下使药材内部水分冻结，然后在低温减压下除去其中水分，使药材干燥。能保持药材新鲜时固有的色泽，而且有效成分无损失。如名贵药材人参可制成"冻干参"。

5. 远红外干燥法 远红外线加热干燥养护法是电能转变为远红外辐射、热能，被干燥物体的分子吸收后产生共振，引起分子、原子振动和转动，导致物体变热，经过热扩散、蒸发现象或化学变化达到干燥的目的。远红外（5.6~1000nm）干燥速度快、脱水率高、加热均匀、节约能源，对细菌、虫卵有杀灭作用。药材太厚（>10mm）者不宜用远红外线干燥法。

6. 微波干燥法 微波干燥养护法是利用感应加热和介质加热，由微波能转变为热能，极性分子水和脂肪均可不同程度的吸收微波能量，在交流电场中使极性分子发生振动旋转，导致分子间互相摩擦生热而达到干燥灭菌的作用。微波（1mm~1m 高频电磁波）干燥速度快、加热均匀、热效率高、产品质量高等优点，能杀灭微生物，防止发霉或虫蛀。

7. 太阳能集热器干燥法 适于低温烘干，能减少环境污染，节省能源，而且烘干质量好。

（二）蒸气加热技术

利用蒸气杀灭中药材及炮制品中所含的霉菌、杂菌、害虫的方法。超高温瞬间灭菌将物品迅速加热到150℃，经2~4秒完成。具有无毒、成本低、成分损失少等优点。蒸气加热养护技术包括低高温长时灭菌、亚高温短时灭菌及超高温瞬时灭菌，主要是利用蒸气杀死饮片中所含的霉菌及害虫等。

（三）气幕防潮养护技术

气幕防潮养护，是利用气幕装在库房门上，防止库内冷空气排出库外、库外热空气浸入库内控制环境湿度的装置。气幕防潮装置包括"气阀"及"除湿机"，常用除湿机有转轮除湿机等。

（四）气调养护技术

气调养护通过控制影响药材变异的空气中氧的浓度来进行饮片保护的养护新技术。本法是用特制的塑料帐篷将中药饮片密封起来，抽出垛内空气（或氧气 O_2），通过制氮机充入氮气（N_2）或二氧化碳的有效方法。目前采用的调养护方法有充氮降氧、充二氧化碳降氧和自然降氧三种。降氧充氮或二氧化碳，达到杀虫、防虫、防霉的作用。

1. 充氮降氧法 充入氮降低氧浓度。一般氧浓度在8%以下能防虫，2%以下能使害虫窒息死亡，1%以下能加快害虫死亡速度，0.5%以下可以杀螨和抑菌。

2. 充二氧化碳降氧法 充入二氧化碳降低氧浓度。二氧化碳浓度达到20%以上可用于防虫。二氧化碳浓度在35%以上，能有效地杀死幼虫。二氧化碳浓度达到40%~50%时，霉菌就会受到抑制而很难生长，害虫就会很快死亡，中药呼吸强度也会显著降低。

3. 自然降氧法 自然降氧是在密闭的条件下，利用中药本身、微生物、害虫等呼吸作用，使含氧量下降。如用六面帐密封药材堆垛以后，先抽气使薄膜紧贴堆垛，使其自然降氧杀虫。

（五）气体灭菌技术

气体灭菌养护技术就是用环氧乙烷与氟利昂混合气体灭菌。具有灭菌效果可靠、操作简单等优点。缺点是有易燃易爆的危险。利用环氧乙烷杀灭各种细菌、霉菌、昆虫、虫卵等，可和氟利昂配比使用。

（六）药剂熏蒸养护

如采用磷化铝片熏蒸处理。每片用透气纸或纱布包好，放入盛有饮片的密闭容器内（每立方米药材3～10片），利用药物挥发气味，杀灭害虫和虫卵。对人体安全，对饮片亦无影响。

（七）^{60}Co－γ 射线辐射技术

钴（Co）的放射性同位素钴－60（^{60}Co）是 β－衰变核素，发射 β 和 γ 射线（伽马射线）。γ 射线是原子衰变裂解时放出的射线之一，电磁波波长很短，穿透力很强，又携带高能量，容易造成生物体细胞内 DNA 断裂进而引起细胞突变、造血功能缺失、癌症等疾病，但可以杀死细胞，可以杀死癌细胞。钴射线辐射杀菌灭菌养护技术，是利用放射性同位素钴产生的射线照射药材，使附着的霉菌、害虫吸收放射能和电荷，引起分子电离而产生自由基使蛋白质、核酸、脂肪和碳水化合物等发生不可逆变化，导致生物酶失活，新陈代谢中断而杀虫灭菌。特点是效率高、不破坏药材外形、无毒副作用，但部分药材经照射后会引起成分变化。

四、分类贮藏保管

中药贮藏保管可根据药用部位、变异现象、化学成分、性能、价格的不同，采取不同的贮藏保管方法。

（一）根据药用部位分类贮藏保管

1. 根及根茎类中药　经晾晒后装入容器内以保持干燥，通风、阴凉、低温、干燥处贮藏，夏季要注意翻晒以预防虫蛀。

2. 茎类、皮类、叶类、全草类中药　干燥加工后应打捆或用筐篓盛装，放置在通风阴凉处。

3. 花类中药　花类中药含芳香油及花蜜成分，极易被虫蛀，应在雨季之前分包压紧，烘烤至八成干，趁花类中药热软时贮于石灰缸内，忌晒，以免散瓣退色。贮存以能够保持色鲜味正为原则，一般宜用木箱包装。如金银花每箱包装 25 公斤，密封使之与外界空气隔绝。夏季放进冷藏贮藏仓库效果更好。

4. 果实种子类中药　果实种子类中药如芡实、巴豆、莱菔子、薏苡仁、菟丝子、郁李仁、柏子仁、杏仁、核桃仁、木鳖子和莲子肉等药材，多含淀粉、脂肪、糖类和蛋白质等成分，其油分容易外渗，使药材表面出现油斑污迹，引起败坏、变味、变质，不宜贮藏在高温场所，不宜用火烘烤，应置于陶罐或陶瓷缸、玻璃缸、陶瓷坛、金属盒、玻璃瓶内贮藏。有的在贮藏前，应加热清炒或用沸水烫后晾干，消毒灭菌，再装入木箱、铁盒内加盖密封贮藏，贮藏于阴凉、干燥、避光处，可防止虫蛀和霉变。

5. 动物类中药 动物类中药含有丰富的营养物质，贮藏过程中极易变质，特别是春夏季节温湿度较高时，虫害更为严重，与乙醇共贮能有效地防止动物类药材虫蛀。选密封容器，加入乙醇，乙醇的用量视容器大小而定，一般为3%，在乙醇上放一高于液面的金属网，放置干燥的动物药，加盖密封。用时开启盖子，取出所需量的动物药后盖好密封。直到容器内药材用完为止，整个过程均不需要加乙醇。如地龙、土鳖虫等动物类中药的贮藏。

6. 矿物类中药 含有结晶水的矿物类中药如芒硝等，因与干燥空气接触，日久逐渐脱水风化而成粉末状，其药性也随之改变。贮藏此类药物的容器应放于密闭、避光处，并按其不同性质，调节适当的温度。

7. 鲜药类 中药饮片要求使用鲜药者，应合理贮藏。药材为新鲜药用部位的鲜药，贮藏时将鲜品埋在沙土中或埋入湿沙内，置阴凉潮湿处，防冻，防干枯。如芦根（鲜芦根埋于湿沙中）、地黄（鲜地黄埋在沙土中，防冻）、生姜（置阴凉潮湿处，或埋入湿沙内，防冻）、石斛（鲜石斛置阴凉潮湿处，防冻）、垂盆草（鲜品随用随采）、鱼腥草、益母草等。

（二）根据变异现象分类贮藏保管

1. 易虫蛀中药 对于易虫蛀中药，选择干燥通风处，勤检查，杜绝害虫来源，控制其传播途径，消除繁殖条件，采取密封、冷藏、熏蒸、对抗等适当的养护措施预防虫蛀，如党参、款冬花、薏苡仁、乌梢蛇等的贮藏保管。库内地面潮湿的应加强通风，并可在地面上铺放生石灰、炉灰、木炭等；架底垫木高到40cm以上，在垫木上最好铺上木板芦席或油毡纸等以便隔潮。

2. 易走油发霉中药 易走油发霉中药应置于通风干燥处，严防潮湿，最忌闷热。如牛膝、天冬、白术等。

3. 易变色及散失气味中药 对于易变色及散失气味的中药，应干燥阴凉，严格控制库房的温、湿度。部分花、叶、全草及果实种子类药材，由于所含色素、叶绿素及挥发油等受温度、湿度、空气、阳光等的影响，易失去原有的色泽和气味散失，如莲须、红花、丁香等。并要单独堆放，以免与其他有特殊气味的药材串味。

4. 易融化和怕热中药 易融化和怕热中药主要指熔点较低，受热后容易粘连变形，或使结晶散失挥发的中药，如阿胶、儿茶、樟脑等。应选择能经常保持干燥阴凉的库房，并将药材包装好或装容器里贮藏保管。

5. 易潮解、风化药材 含有盐类物质的结晶药材受潮易融化潮解，含有结晶水的结晶药材受空气影响易风化，如芒硝等，应选择阴凉、避风和避光的库房，或包装后置于室内适宜的地方保管，以能防潮、不通风为宜。

(三) 根据化学成分分类贮藏保管

1. 含糖分及黏液质类中药　对于含糖分及黏液质较多的饮片，易吸潮发粘、且不易干燥，致使霉烂变质。应充分干燥，然后密闭包装，装入双层无毒的塑膜袋内包好扎紧，放在干燥的陶瓷缸或坛子内，再放些生石灰、明矾或新鲜干燥的锯木屑，置于通风、干燥、阴凉处贮藏。如何首乌、甘草、玄参、熟地、党参、知母、玉竹、天冬、蜜制冬花、枸杞子等药材的贮藏保管。

2. 含淀粉类中药　对于何首乌、大黄、葛根、明党参、北沙参、山药、泽泻、贝母等多含淀粉、蛋白质、氨基酸多种成分，宜用双层无毒塑膜袋包装扎紧后放在装有生石灰、明矾、干燥锯木屑或谷壳等物的容器内贮藏。放通风、干燥处，以防止虫蛀、霉烂、变质现象的发生。

3. 含挥发油类中药　对于富含挥发油类的饮片，如细辛、当归、川芎、白芷、木香、月季花、木香、薄荷等，气味浓郁芳香，不宜长期暴露在空气中，受温度、湿度、氧气和光线的影响，将造成变色、走油、变味。通常采用双层无毒塑膜袋包装。袋中放少量木炭或生石灰、明矾、干燥的锯木屑、谷壳等物，扎紧后置于干燥、通风、避光处，或置于容器内密封贮藏，以防潮、防走油、防虫蛀霉变。

4. 含油脂类中药　大部分含油脂的中药是果实种子类，经常与空气、日光、温度等接触，一部分油脂发生氧化，一部分则分解为甘油和脂肪酸而产生臭气和异味。如杏仁、柏子仁、火麻仁、郁李仁等应干燥、密闭冷藏以避免与空气接触、水分侵入、日光直射。

5. 含生物碱类中药　含生物碱的中药延胡索、麻黄等，久与空气和日光接触，药材中生物碱可能部分氧化、分解而变质，使含量降低，应采用适当方法干燥后，避光贮存。

6. 含苷类中药　含苷类的植物大部分含有水解苷的酶，在药材采收后，用适当的温度（55℃~66℃）迅速干燥，可破坏水解苷的酶。含苷类中药在贮藏时应干燥、通风，避免受潮受热。苷类多溶于水，药材受潮，含水量过多，未破坏的酶易使苷分解。苷类易分解，光线和微生物的影响，也易使苷分解而失效。

7. 含鞣质类中药　鞣质是一类多元酚类化合物，有收敛性，能与蛋白质结合成不溶于水的沉淀。鞣质露置空气及日光中，容易氧化和聚合，渐渐变为棕黑色。含鞣质的中药如儿茶、大黄、五倍子等应干燥、避光、密封贮存，防止鞣质变色。

(四) 根据性能或价格分类贮藏保管

对毒剧麻药、易燃性药材及贵重药类需要特殊贮藏保管，应根据各自的特殊性质严格按照有关药品管理规定贮藏管理，与一般饮片分开专门管理，不可与一般饮片同贮。

1. 毒剧麻药　如砒石、斑蝥等，应专人、专库（专柜）、专账保管，注意温度、湿度的影响，防火、防晒、防潮、防冻。

2. 易燃性中药　易燃中药如火硝、松香、硫黄等遇火或高温易燃烧，应放危险品仓库贮存；若量少可单独存放，远离电源、火源；并配置警报装置、灭火器材，提高警惕，及时消除各种隐患。

3. 贵重中药　对于贵重中药如人参、鹿茸、羚羊角等，应专柜、专库、专账、专人负责保管。一般用固定的箱、柜、缸、坛、瓶等密闭，贮存在干燥、阴凉、不易受潮受热的地方。或装入内衬铝皮的木箱并在箱内放入硅胶干燥剂，然后密闭贮藏。或对抗贮存，如人参与细辛同贮，鹿茸喷洒白酒等。多雨季节应采用2℃～10℃冷藏。

贵重中药的贮藏保管极其重要。人参中的白参容易虫蛀、发霉、变色，虫蛀常发生在主根上部及根茎处，应及时晒干，收藏在瓷瓶内密封以防变色，最好放在冰箱中冷藏，也可贮于生石灰缸中，但不得与石灰直接接触，生石灰也不宜放得过多。冬虫夏草宜放在通风阴凉处晾干后，装入木盒，垫上防潮纸，置于干燥处或放入生石灰箱内，以免生霉、虫蛀。蛤蚧极易受潮、虫蛀，需置木盒或白铁箱内，周围放些樟脑丸，或与花椒一起贮存。鹿茸干燥后用细布包好，放入木盒内，在其周围塞入用小纸包好的花椒粉，可防止虫蛀、霉烂或过干、风干破裂，保持鹿茸皮毛的光泽。鹿茸粉，则用瓷瓶盛装密塞。哈蟆油易吸潮发霉，以冷藏为佳，也可在哈蟆油上喷以适量白酒，包成小包装入双层塑料袋，贮于瓷坛密封；也可装入双层塑料袋内封口，置阴凉干燥处保存；夏季最好贮放于密封的生石灰缸中。麝香具有特异而浓烈的香气，可装在瓷罐或玻璃瓶中，并用蜡封口，置于燥阴凉处保藏，以免香气散失，影响质量。

同步练习

一、填空题

1. 中药饮片_____在11%以上，温度在16℃～35℃之间，虫卵会成为幼虫。

2. 饮片的贮藏应低温、通风、干燥、控制含水量在8%～10%，以相对湿度在65%以下，温度在_____以下为宜。

3. 走油同时伴随着_____和_____。

4. 防治走油的方法主要是_____、_____、低温、隔绝空气和避光保存。

5. 易_____中药的贮藏养护，宜采用小包装或小件严密固封。

6. 饮片经切制成片、段、节、丝，改变了原药的形状，增大了_____易吸湿回潮。

7. 光线对某些中药的色素和叶绿素有破坏作用，易引起_____。

8. 分类放置中药，各类中药之间应保留一定间隙，应距地面或墙壁留_____cm的间隙，切勿直接接触地面和墙面，以利通风、防潮。

9. 对人体健康、仪器、重要物品等适宜的温度是_____℃和相对湿度是45%～75%。

10. 气调养护是用特制的_____将中药饮片堆垛_____，抽出垛内_____，通过_____充入_____或_____的中药保管新技术。

11. 密闭贮藏养护法常用于容易_____的中药如沉香、麝香等。

二、单选题

1. 久贮有效成分会自然分解，失去其药效的是（　　）
   A. 麝香　　　　　　B. 海龙　　　　　　C. 狗脊
   D. 贯众　　　　　　E. 海马
2. 在贮藏中常见的中药变质现象中无（　　）
   A. 变色　　　　　　B. 虫蛀　　　　　　C. 破碎
   D. 生霉　　　　　　E. 风化

三、多选题

1. 中药在贮藏中常见的变质现象有（　　）
   A. 破碎　　　　　　B. 虫蛀　　　　　　C. 生霉
   D. 变色　　　　　　E. 风化
2. 中药在贮藏中常见的变质现象有（　　）
   A. 腐烂　　　　　　B. 干枯　　　　　　C. 升华
   D. 潮解　　　　　　E. 走油
3. 影响中药饮片变异的因素有（　　）
   A. 温度　　　　　　B. 湿度　　　　　　C. 光线
   D. 虫害　　　　　　E. 贮藏时间

第九章　中药饮片调剂实例

 知识要点

应用所学知识，按中药饮片调剂的操作步骤分析处方调剂项目与内容。

中药饮片调剂工作包括五个程序：

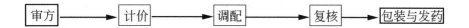

| 审方 | → | 计价 | → | 调配 | → | 复核 | → | 包装与发药 |

1. 审方　审核处方是否符合调剂条件要求，如处方有效期，用药禁忌、剂量等。对问题处方，必须经过处方医师纠正或重签字，方可调剂。

2. 计价　按国家物价政策和规定，以物价主管部门核定或认可的药价计算处方药价。

3. 调配　按调剂规程对处方所列中药准确调配，包括称取与摆放、捣碎、特殊处理、处方应付、剂数与剂量等。

4. 复核　按处方对所调配的药品，进行全面检查，包括药味、剂数、剂量及各种调配处理，确保调配质量。

5. 包装发药　饮片包装、捆扎结实，准确发放中药。对处方中需特殊处理的药味，或需另加"药引"，以及煎法、用法、服法，加以说明。

【实例1】

×××医院处方笺

定点医疗机构编码:×××　　　　　　　　　　费别:(公费、自费、医保)

科别:中医　×年×月×日　　　　　　　　　门诊/住院病历号:×××

姓名:徐某　性别:女　年龄:23岁　　　　　住址/电话:×××

临床诊断: 三日来恶寒发热,头痛骨楚,温温欲吐。舌苔白腻。外感风寒兼内湿证 医师签名:×××	Rx: 荆芥穗5g　　紫苏叶5g　　藁本9g 川桂枝5g　　香白芷5g　　川羌活9g 姜半夏9g　　广陈皮5g　　六神曲6g 生姜2片 　　　　　　　　　　　3剂　水煎服

药品金额:　　审核:　　　调配:　　　核对:　　　发药:

【处方调剂】

项目	内容	有	无	处理方法
审方	姓名、性别、年龄、剂数、医师签章	√		如有缺项需向病人告知,必要时请医师重新填齐项目再配。(医院中处方必须如此严格要求)
	十八反		√	如处方中出现十八反、十九畏应不予调配。若病情需要必须
	十九畏		√	经处方医师重新签字后并注明时间、日期等,方可调配
	妊娠禁忌		√	若为孕妇,出现妊娠禁忌则应不予调配。若病情需要必须经处方医师重新签字后并注明时间、日期等,方可调配。
	有毒饮片剂量		√	
	药味错误或重复		√	
	药量错误或缺失		√	
调配	调配顺序与码放顺序		√	
	特殊处理品种的调配(先煎、后下、包煎、烊化、另煎、冲服等)并开药名调配	√		另包并注明后下:紫苏叶
	临时捣碎品种的调配		√	
	处方品种应付及调配		√	川桂枝应付桂枝;香白芷应付白芷;川羌活应付羌活;广陈皮应付陈皮;六神曲应付麸炒神曲
需向患者说明	需另加药或药引	√		生姜2片患者自行取得
	处方煎法	√		紫苏叶在其他药煎好前5~10分钟左右放入
	处方服法(忌口)	√		饭后2小时,温服。忌食生冷油腻食物

【实例2】

×××医院处方笺

定点医疗机构编码:×××　　　　　　　费别:(公费、自费、医保)

科别:中医　×年×月×日　　　　　　门诊/住院病历号:×××

姓名:李某　性别:男　年龄:33 岁　　　住址/电话:×××

临床诊断: 晨起痰先浓后薄,咳嗽,便溏,舌苔黄腻,脉细滑。脾胃痰湿热证 医师签名:×××	Rx: 茯苓 9g　　生白术 9g　　姜半夏 9g 冬瓜子 12g　扁豆衣 8g　橘红 9g 瓦楞子 12g　杏仁 6g　　川贝 6g 甘草 6g　　竹茹 9g　　苡仁 15g 　　　　　　　　　3 剂　水煎服

药品金额:　　审核:　　调配:　　核对:　　发药:

【处方调剂】

项目	内容	有	无	处理方法
审方	姓名、性别、年龄药剂数、医师签章	√		
	十八反、十九畏		√	
	妊娠禁忌		√	
	有毒饮片剂量		√	
	药味错误或重复		√	
	药量错误或缺失		√	
调配	调配顺序与码放顺序	√		竹茹先称,放于门票正中
	特殊处理品种的调配(先煎、后下、包煎、烊化、另煎、冲服托)		√	
	并开药名调配		√	
	临时捣碎品种的调配	√		冬瓜子、苦杏仁捣碎
	处方品种应付及调配		√	生冬术应付生白术;冬瓜子应付麸炒冬瓜子;瓦楞子应付煅瓦楞子;杏仁应付炒苦杏仁;川贝应付川贝母;苡仁应付麸炒薏苡仁
需向患者说明	需另加药或药引		√	
	处方煎法		√	
	处方服法(忌口)	√		饭后 2 小时,温服。忌食生冷油腻食物

【实例3】

×××医院处方笺

定点医疗机构编码:×××　　　　　　　　　　费别:(公费、自费、医保)

科别:中医　×年×月×日　　　　　　　　　门诊/住院病历号:×××

姓名:李某　性别:男　年龄:54 岁　　　　　住址/电话:×××

| 临床诊断:
头痛且胀一月,伴微恶寒发热,口不渴,
胸闷脘痞,食欲不振,尿清便溏,神倦嗜
睡,面黄而垢,苔白腻,脉弦缓。患者有
高血压病史。湿痰上阻清窍
医师签名:××× | Rx:
藿香 6g　　佩兰 6g　　大腹皮 6g
羌活 6g　　川芎 6g　　厚朴 6g
陈皮 10g　　半夏 10g　　猪茯苓 20g
白芷 10g　　蔓荆子 10g

　　　　　　　　　3 剂　水煎服 |

药品金额:　　审核:　　调配:　　核对:　　发药:

【处方调剂】

项目	内容	有	无	处理方法
审方	姓名、性别、年龄、药剂数、医师签章	√		
	十八反、十九畏		√	
	妊娠禁忌		√	
	有毒饮片剂量		√	
	药味错误或重复		√	
	药量错误或缺失		√	
调配	调配顺序与码放顺序	√		
	特殊处理品种的调配 (先煎、后下、包煎、烊化、另煎、冲服等)		√	
	并开药名调配	√		猪茯苓 20g,调配猪苓、茯苓各 10g
	临时捣碎品种的调配	√		法半夏捣碎
	处方品种应付及调配		√	厚朴应付(姜)制厚朴;半夏应付法半夏;蔓荆子应付炒蔓荆子
需向患者说明	需另加药或药引		√	
	处方煎法		√	
	处方服法(忌口)	√		忌食辛辣刺激性食物,戒烟酒

【实例4】

×××医院处方笺

定点医疗机构编码:×××　　　　　　　　　费别:(公费、自费、医保)

科别:中医　　×年×月×日　　　　　　　　门诊/住院病历号:×××

姓名:李某　性别:男　年龄:20岁　　　　　住址/电话:×××

临床诊断:	Rx:
头晕耳鸣,胸闷烦恶,时作时止,喉间痰多数月,苔白腻,脉细数。肝风湿痰上攻清窍	珍珠母30g　　菊花9g　　生代赭石30g 白芍9g　　姜竹茹9g　　茯苓9g 青陈皮9g　　白蒺藜9g　　旋覆花9g 生姜3片　　佛手9g
医师签名:×××	3剂　水煎服

药品金额:　　　审核:　　　调配:　　　核对:　　　发药:

【处方调剂】

项目	内容	有	无	处理方法
审方	姓名、性别、年龄、药剂数、医师签章	√		
	十八反、十九畏		√	
	妊娠禁忌		√	
	有毒饮片剂量		√	
	药味错误或重复		√	
	药量错误或缺失		√	
调配	调配顺序与码放顺序	√		竹茹先调配
	特殊处理品种的调配(先煎、后下、包煎、烊化、另煎、冲服等)	√		珍珠母、生代赭石分别小包包装,注明先煎;旋覆花小包加布袋包装,注明包煎
	并开药名调配	√		青陈皮:青皮、陈皮各半(4.5g)
	临时捣碎品种的调配	√		法半夏捣碎
	处方品种应付及调配		√	白芍应付生白芍;姜竹茹应付姜制竹茹;青皮应付醋青皮;白蒺藜应付盐水炒蒺藜;生代赭石应付生赭石
需向患者说明	需另加药或药引	√		生姜3片患者自行取得
	处方煎法	√		先煎珍珠母、生代赭石20~30分钟再入其他药一起煎 将旋覆花放入布袋扎紧,与群药一起煎
	处方服法(忌口)	√		忌食辛辣刺激性食物,戒烟酒

【实例 5】

×××医院处方笺

定点医疗机构编码:×××	费别:(公费、自费、医保)
科别:中医 ×年×月×日	门诊/住院病历号:×××
姓名:吴某 性别:男 年龄:42岁	住址/电话:×××

临床诊断:	Rx:
胃痛,以空腹为重,精神不佳,大便正常,小便时黄,脉弦急,舌红苔少黄。患者患十二指肠溃疡 13 年,季节交替时易发病。脾胃不和证 医师签名:×××	柴胡 4.5g 白芍 6g 炒枳实 4.5g 炙甘草 3g 黄连 1.8g 吴萸 0.6g 青皮 4.5g 广木香 1.5g 良姜 2.4g 大枣 4 枚 1 剂 水煎服

药品金额: 审核: 调配: 核对: 发药:

【处方调剂】

项　目	内　　容	有	无	处理方法
审方	姓名、性别、年龄、药剂数、医师签章	√		
	十八反、十九畏		√	
	妊娠禁忌		√	
	有毒饮片剂量		√	
	药味错误或重复		√	
	药量错误或缺失		√	
调配	调配顺序与码放顺序		√	
	特殊处理品种的调配（先煎、后下、包煎、烊化、另煎、冲服托）		√	
	并开药名调配	√		
	临时捣碎品种的调配	√		大枣捣碎
	处方品种应付及调配		√	炒枳实应付麸炒枳实;炙甘草应付蜜炙甘草;吴萸应付制吴茱萸;青皮应付醋炒青皮;广木香应付木香;良姜应付高良姜
需向患者说明	需另加药或药引	√		
	处方煎法	√		
	处方服法(忌口)	√		忌食辛辣刺激性食物,戒烟酒

【实例6】

×××医院处方笺

定点医疗机构编码:×××　　　　　　　　费别:(公费、自费、医保)

科别:中医　　×年×月×日　　　　　　　门诊/住院病历号:×××

姓名:刘某　性别:女　年龄:33 岁　　　　　住址/电话:×××

临床诊断: 右下腹部块状物肿硬如掌大,疼痛,恶心,呕吐,大便稍干,痛时不能伸腰,饭食不振,脉洪数而紧。气滞血瘀,热毒内壅证 医师签名:×××	Rx: 皂刺6g　归尾6g　羌活4.5g　制乳香4.5g 红花2.4g　沉香1.5g　石决明6g　白芷3g 炮甲珠6g　银花9g　连翘4.5g　甘草3g 川军6g　官桂3g　桃仁9g　天花粉4.5g 　　　　　　　　　　　　黄酒饮　2剂

药品金额:　　　审核:　　　调配:　　　核对:　　　发药:

【处方调剂】

项目	内容	有	无	处理方法
审方	姓名、性别、年龄、药剂数、医师签章	√		
	十八反、十九畏、妊娠禁忌、有毒饮片剂量		√	
	药味错误或重复		√	
	药量错误或缺失		√	
调配	调配顺序与码放顺序		√	
	特殊处理品种的调配(先煎、后下、包煎、烊化、另煎、冲服等)	√		沉香后下,石决明先煎
	并开药名调配		√	
	临时捣碎品种的调配	√		捣碎:桃仁
	处方品种应付及调配		√	皂刺应付皂角刺;归尾应付当归;制乳香应付醋制乳香;石决明应付生石决明;炮甲珠应付砂烫穿山甲;银花应付金银花;川军应付生大黄;官桂应付肉桂
需向患者说明	需另加药或药引	√		黄酒患者自行取得
	处方煎法	√		先煎石决明20~30分钟再入其他药同煎;沉香在其他药煎好前5~10分钟左右放入
	处方服法(忌口)	√		服药时以黄酒为药引;服药期间忌食生冷油腻食物

【实例7】

×××医院处方笺

定点医疗机构编码:×××　　　　　　　　　　费别:(公费、自费、医保)

科别:中医　×年×月×日　　　　　　　　　　门诊/住院病历号:×××

姓名:许某　性别:女　年龄:27 岁　　　　　　住址/电话:×××

临床诊断:	Rx:
近两年恶心,呕吐,量不多,纳少,厌油,便溏,精神萎顿,肢倦乏力,两胁胀痛时咳逆上气,面色萎黄,舌红苔白,脉细弦滑。肝胃不和,气阴两虚证。 医师签名:×××	苏叶4.5g(后下)　尾连2.5g　杷叶9g 半夏9g　茯苓15g　竹茹9g 炒枳壳9g　　生甘草3g 　　　　　　　6 剂　水煎服

药品金额:　　审核:　　调配:　　核对:　　发药:

【处方调剂】

项目	内容	有	无	处理方法
审方	姓名、性别、年龄、药剂数、医师签章	√		
	十八反、十九畏、妊娠禁忌、有毒饮片剂量		√	
	药味错误或重复		√	
	药量错误或缺失		√	
调配	调配顺序与码放顺序	√		竹茹先调放于门票正中
	特殊处理品种的调配（先煎、后下、包煎、烊化、另煎、冲服等）	√		紫苏叶后下单包
	并开药名调配		√	
	临时捣碎品种的调配	√		捣碎:法半夏
	处方品种应付及调配		√	苏叶应付紫苏叶;尾连应付马尾连;杷叶应付蜜炙枇杷叶;半夏应付法半夏;炒枳壳应付麸炒枳壳
需向患者说明	需另加药或药引		√	
	处方煎法		√	紫苏叶在其他药煎好前5~10 分钟左右放入
	处方服法(忌口)		√	服药期间忌食生冷油腻及刺激性食物

【实例8】

×××医院处方笺

定点医疗机构编码:×××	费别:(公费、自费、医保)
科别:中医 ×年×月×日	门诊/住院病历号:×××
姓名:张某 性别:男 年龄:49岁	住址/电话:×××

临床诊断:	Rx:
糖尿病,多食多尿,口干口渴,苔薄白,脉数。	生石膏18g 熟地45g 当归15g 菟丝子30g 党参39g 元参12g 枸杞子15g 二冬各9g 川连6g 乌梅12g 泽泻12g 花粉12g 红人参9g
医师签名:×××	7剂 水煎服

药品金额: 审核: 调配: 核对: 发药:

【处方调剂】

项目	内容	有	无	处理方法
审方	姓名、性别、年龄、药剂数、医师签章	√		
	十八反、十九畏、妊娠禁忌、有毒饮片剂量		√	
	药味错误或重复		√	
	药量错误或缺失		√	
调配	调配顺序与码放顺序	√		熟地最后调配
	特殊处理品种的调配(先煎、后下、包煎、烊化、另煎、冲服等)	√		生石膏先煎,红人参单独煎另包并注明
	并开药名调配	√		二冬:天冬、麦冬
	临时捣碎品种的调配	√		捣碎:法半夏
	处方品种应付及调配		√	熟地应付熟地黄;菟丝子应付生菟丝子;元参应付玄参;二冬应付天冬9g、麦冬9g;川连应付黄连;花粉应付天花粉;红人参应付红参
需向患者说明	需另加药或药引		√	
	处方煎法		√	红参另煎1~2小时去渣取汁;生石膏先煎20~30分钟再入其他药一起煎
	处方服法(忌口)		√	

下 篇

实训一 戥子的使用

一、实训目的

1. 熟悉戥秤的结构组成、量程范围。
2. 掌握戥秤的持握、校对方法。
3. 学会戥秤使用的规范操作。
4. 了解戥秤的日常保养方法。
5. 能正确使用戥秤准确称取中药饮片。

二、实训内容

（一）实训物品

戥秤，中药饮片石膏、菊花、决明子，小包装纸。

（二）实训任务

1. 认识戥秤 说出戥秤的结构组成，熟悉戥星对应的重量。
2. 使用戥秤 学会戥秤的规范操作；用戥秤（量程250g）准确称取规定的中药饮片。

三、实训指导

(一) 戥秤的结构与组成

戥秤由戥盘、戥杆、戥纽、戥砣、戥线等部分构成。常用戥秤的量程为250g，在戥杆的侧面和上面有两排戥星，显示戥子的不同重量。常见250g戥秤剂量刻度识别见表实1-1。

实训表1-1　250g戥秤剂量刻度识别

量程	位置与单位剂量
50g	位于戥杆侧面，第一颗星为定盘星，代表0g，每小格1g，共50g
250g	位于戥杆上面，"开门"50g，每小格2g，共250g

(二) 戥秤的规范操作

戥子的操作步骤：准备——对戥——称取中药——收戥

1. 准备　检查戥盘与戥砣的号码是否相符，用布清洁戥盘。

2. 戥秤的校对　戥子称量药物是否准确，使用前的校对至关重要，具体操作方法为左手持戥杆，右手抓取头毫，左手食指、中指配合拇指移动戥砣线至定盘星处，将戥杆置于眼前，举止齐眉，观察戥杆是否水平，即"齐眉对戥"，如戥杆水平即可使用。如实训图1-1。

3. 称取饮片　首先要看清需称取饮片的剂量，然后左手持戥杆，右手取药放入戥盘内，提起戥纽，举至齐眉，目视戥星，左手用拇指、食指和中指配合将砣线在戥杆上移至欲称量的指数位置上，随即放开，检视戥星指数和所称药物是否平衡，如有差异，增加或减少药物至戥星的指数和戥杆平衡时，即是所称药物的重量。

戥子的持握方法有两种：①架戥法，戥杆架于中指第一节和虎口上，拇指按压于戥杆上方，食指与中指夹持戥杆；②攥戥法，将戥杆攥握于手心之内。如实训图1-2，实训图1-3。

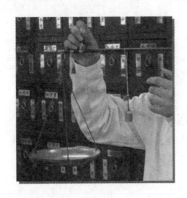

实训图1-1　校对戥秤

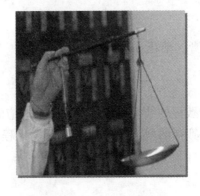

实训图1-2　架戥法

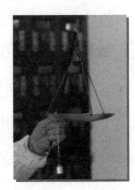

实训图1-3　攥戥法

4. **收戥** 戥子使用完毕，应用布清洁。不用戥秤时，将砣放入盘内，戥砣绳缠绕在戥杆上，戥杆平搭在盘上，然后将戥秤放进专用的抽屉或不易碰撞的地方。注意轻拿轻放，避免盘、砣、杆、刀口碰撞损伤；保持干燥洁净，避免金属部分生锈；每年到标准计量单位检查一次戥秤等衡器，以保证准确。

（三）职业岗位及要求

岗位：中药调剂员。

要求：按药品零售企业中药调剂员的标准职业形象，准备工作服、工作帽，穿着整齐。实训环境按中药调剂室的要求。

四、实训操作

两位同学组成一个实训小组，相互协作进行戥秤的识别、戥秤的校对、药物的称量等实训任务的练习。

1. **戥秤结构的识别** ①互相指认，说出主要部位的名称；②给出不同重量，找戥星的位置，互相提问并相互检查进行评判。

2. **戥秤的校对** 相互检查操作是否规范。

3. **秤取** 30g 石膏、10g 菊花、15g 决明子，相互检查操作的规范性和剂量的准确度。

五、实训报告

班级_____姓名_____学号_____实训时间_____成绩_____

1. **实训目的**

2. **画出戥秤的示意图，标明主要部位名称与戥秤量程。**

3. **填写戥秤的规范操作步骤**

步骤	操作要点
准备	
对戥	
称取饮片	
收戥	

4. 实训思考

（1）说出戥子由哪几部分组成？

（2）戥秤的规范操作包括哪几步？

5. 实训成绩评价

实训项目	评价细则	分值	得分
戥秤的识别	（1）可以准确地识别戥秤的主要组成部位； （2）可以准确地识别戥秤的量程范围与刻度	20	
戥秤的校对	（1）在校对前对戥盘进行清洁； （2）校对时知道戥砣线所处的位置； （3）校对时准确地用右手抓取前纽； （4）校对时可以做到"齐眉对戥"	20	
药物的称取	（1）可以根据称取的剂量选择前后毫与量程； （2）正确采取架戥方法持戥，移动戥砣线时拇指、中指、食指配合协调； （3）右手取药不撒药； （4）可以正确的加减饮片，使戥秤平衡	40	
实训态度	（1）工作服、工作帽整洁无污物，佩戴整齐； （2）不留长指甲、不染指甲； （3）实训前后工作环境保持整洁； （4）实训态度认真严肃，无大声喧哗	20	
总分		100	

教师评语

教师签字

实训二　铜缸子的使用

一、实训目的

1. 熟悉铜缸的构成与使用注意事项。
2. 掌握铜缸使用的规范化操作。
3. 学会用铜缸捣碎不同类饮片的方法。

二、实训内容

（一）实训物品

铜缸（铜缸子）、戥秤、包装纸、牛蒡子、桃仁、砂仁。

（二）实训任务

用铜缸子捣碎中药饮片。

三、实训指导

（一）认识铜缸子

1. 历史上的"铜缸子"　在我国的考古发现中，铜缸早在商代时期就已出现，那时"铜缸"为玉石制品，发展到后世又出现青铜制品等，总之其用途为捣碎药物。如实训图2-1，实训图2-2。

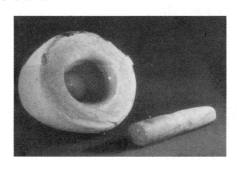 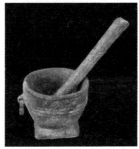

实训图 2-1　商代药物捣碎工具　　实训图 2-2　西汉药物捣碎工具

2. 铜缸的构成 一般铜缸子包括缸体和杵棒两部分，有的铜缸子有盖儿。见实训图 2－3。

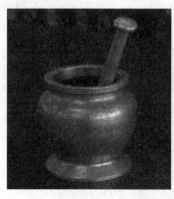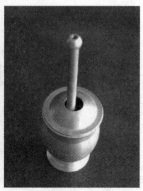

实训图 2－3 现代中药调剂用铜缸

（二）规范化基本操作

1. 准备 检查铜缸子是否清洁，可用长鬃刷和纱布将缸内刷擦干净。

2. 装药 将戥盘内需要捣碎的饮片倒入缸体。操作时用右手持戥盘，四指压于戥盘后，手掌后部拦截药物下滑至铜缸内，防止外漏撒药。

3. 捣药 右手握杵棒，左手按铜缸盖，适当用力捣碎。要求用力均匀，捣碎程度符合饮片要求。常见不同类型药物的捣碎程度见实训表 2－1。

4. 倒出中药 药物捣至合格后，左手手心向外虎口朝下托起缸体，右手向内扳动杵棒，协助左手拿起缸体，翻腕使虎口朝上将药倒出。若药物稍有粘壁，可用杵棒头部砸击铜缸口，使得缸体振动，药物由缸底脱落，或用一圆头竹片刮下。

5. 清洁铜缸子 将捣碎的饮片倒出后应及时清洁，再用布擦净。

实训表 2－1 不同类药物的捣碎程度

类型	捣碎程度	代表药物
富含油脂种子	捣至成泥状物方可	桃仁、杏仁、郁李仁
质地坚硬	捣碎成粗颗粒	苏子、法半夏
含油挥发油药物	初步将阻碍挥发油外出的部位捣碎	砂仁、草果、草豆蔻

（三）职业岗位及要求

岗位：中药调剂员。

要求：按药品零售企业中药调剂员的标准职业形象，准备工作服、工作帽，穿着整齐。实训环境按中药调剂室的要求。

四、实训操作

两位同学组成一个实训小组，相互协作进行不同药物捣碎练习，相互检查技术操作是否规范，上交捣碎的药物，由教师检查捣碎程度是否合格。

1. 称取牛蒡子 10g 进行捣碎练习，相互检查操作是否规范，并进行评判。

2. 称取桃仁 10g、法半夏 9g 进行捣碎练习，相互检查操作是否规范与捣碎程度，并进行评判。

五、实训报告

班级_____姓名_____学号_____实训时间_____成绩_____

1. 实训目的

2. 填写铜缸子的规范操作要点

步骤	操作要点
准备	
装药	
捣碎	
倒出中药	
清洁铜缸子	

3. 按操作情况填表

（1）捣碎牛蒡子

操作细节	是否合格	需要改进
进行铜缸的清洁		
称取牛蒡子20g		
倒入药物，并且不外漏		
砸击药物，并无外溅		
铜锤随时注意垂直砸击		
倒出药物并且缸内无残留		

（2）捣碎不同药物

捣碎药物	原剂量	捣碎后状态与剂量记录	改进建议
桃仁	15g		
法半夏	9g		

4. 思考题　中药饮片为什么要临时捣碎，哪些类饮片需要临时捣碎？

5. 实训成绩评价

实训项目	评价细则	分值	得分
铜缸的使用	（1）可以规范化的向铜缸内倒入药物，并无外漏； （2）可以力量适中的进行铜缸的捣砸，两手配合无药物向外溅出； （3）不同的饮片捣碎的程度不同； （4）能正确操作将捣碎饮片倒出； （5）捣碎药物后铜缸内无残留药物	50	
不同药物的捣碎	（1）可以将富含油脂的药物捣至泥状； （2）可以将坚硬的药物捣成一定碎颗粒； （3）可以将富含挥发油的药物捣至成碎颗粒	30	
实训态度	（1）白衣整洁无污物； （2）不留长指甲； （3）实训前后工作环境保持整洁； （4）实训态度认真严肃，无大声喧哗	20	
总分		100	
教师评语		教师签字	

实训三　掸斗与装斗

一、实训目的

1. 了解模拟药房的斗谱编排。
2. 学会掸斗、翻斗、簸药、装斗、复斗的规范操作。
3. 学会填写工作记录。

二、实训内容

（一）实训物品

模拟药房饮片斗柜、戥秤、簸箕、药筛、中药饮片、查斗记录、装斗复核记录、笔、小刷子、抹布。

（二）实训任务

按工作岗位要求，完成20味中药饮片的查斗、装斗工作。

三、实训指导

（一）了解模拟药房的斗谱编排

（二）掸斗与装斗的规范化操作

1. 掸斗　①检查药斗名签与药斗内所装药物是否相符；②检查药斗内饮片的质量；③记录需补充数量。

2. 翻斗

（1）用手翻动药物，使其疏松，特别注意角落处，以防药物长时间积累结块生虫。

（2）翻扬药斗，使药物翻出。①将需清理的药斗格放前方，一手持前面药斗隔板，一手持后面药斗边缘；②前手向上送扬，将前斗内饮片翻扬出来，反复操作几次可将药斗翻清；③分别将两端斗格中的饮片翻扬出来后，中间格的饮片即可被倒出。

（3）清洁药斗，用清洁刷子将药斗清洁干净。

3. 簸药　将清出的药放入簸箕内，簸动，使药用的细粉碎渣簸出。

4. 筛药 将药倒入筛中，两手握住筛子边框，用力做圆形甩动，筛掉碎屑，将药物均匀筛开后再聚拢到筛子中间，便于装入药斗内。

5. 装斗 对新药进行质量复核后装入药斗格中，把旧药放在上面。也可以在新药上面加盖一张纸，再把旧药放上面，便于把陈药先销售出去。

6. 复核所有斗格 添完新药后，复查一遍，避免遗漏而未加新药。

（三）职业岗位及要求

工作岗位：中药调剂员、库房保管员。

要求：按药品零售企业中药调剂员的标准职业形象，准备工作服、工作帽，穿着整齐。实训环境按中药调剂室的要求。

四、实训操作

两个人一组，负责20味药药斗的撣斗、装斗。清理药斗时，学会翻斗、簸药、筛药的操作，并做好撣斗和装斗记录。

五、工作记录

学生根据实训内容填写以下工作记录表。撣斗记录见实训表3-1，中药饮片装斗复核记录见实训表3-2。

实训表3-1 中药饮片撣斗记录表

日期	品名	规格	单位	缺货量	查斗人	备注

实训表3-2 中药饮片装斗复核记录表

日期	品名	规格	生产企业	生产日期	批号	质量状况	装斗数量	操作人	复核人	备注

六、实训报告

1. 实训报告

姓名_____ 班级_____ 学号_____ 实训时间_____ 成绩_____

学科		实训项目		实训日期	
实训目标					
实训准备					
实训过程					
问题和解决方法					
实训收获					
总结与自我评价					
小组评价					
指导教师评语					

2. 实训成绩评价

实训项目		评分标准	分值	得分
职业形象		统一着工作服, 戴工作帽, 干净整洁	10	
撺斗		查斗20味药, 填写查斗记录	10	
质量复核		对新药进行质量复核, 先检查外包装, 再打开检查中药饮片质量。检查包装和内在质量各占5分。填写装斗复核记录	10	
装斗	翻斗	用手翻动药物, 使药松散, 特别是角落处	5	
		分别将前、后格斗中药物规范翻出。3次以内翻出为满分, 每多一次扣5分, 出现串斗扣10分	20	
		将中间格斗中药物倒出来, 清洁药斗格	5	
	簸药	将药放簸箕中将碎屑簸出, 将饮片簸出1次扣5分	10	
	过筛	用药筛将药筛开后再聚拢到筛的中间, 不能用手拨开或聚拢。药物筛不开, 分散不好扣5分, 聚拢不好扣5分	10	
	装斗	将新药加入斗格中并用纸隔开后装入陈药, 不加纸隔开扣5分, 装药量不正确扣5分	10	
	清场	检查20味药, 是否都装完, 对工作区清场	10	
总　分			100	

实训四　审　方

一、实训目的

1. 能正确识读中药饮片处方，能正确处理不合格处方。
2. 能牢记配伍禁忌、妊娠禁忌中药品种及毒麻中药常用剂量。
3. 掌握中药饮片处方审查要点。

二、实训内容

（一）实训物品

有审核缺陷的不合格中药饮片处方若干，审方结果记录表若干份。

（二）实训任务

审查中药饮片处方的前记与概貌、药物剂量、用药禁忌等项目，并正确处理不合格处方。

三、实训指导

审查处方的目的是运用中药调剂等相关知识，对医师处方的内容进行审查，以判断其是否可以执行。能够执行的医师处方应达到清晰、完整、正确三个方面的基本要求。

清晰是指处方的内容书写清楚，能够准确传达医师的用药意图；完整是根据医师处方的基本结构和内容书写，不能产生缺项；正确是指处方所设定的给药方案正确无误，包括药品名称、用法用量及配伍正确。

操作中如发现医师处方未达到要求，应与医师联系，由医师修改处方并在修改处签全名、重新审核合格后方可调配。

1. 处方前记与概貌审查　对收到的中药饮片处方进行简单的浏览，主要包括：

（1）处方前记内容是否齐全。

（2）处方书写：①不得涂改，如修改需在修改处签名及注明修改日期；②开具处方后的空白处画一斜线以示处方完毕；③一般按照"君、臣、佐、使"的顺序排列；④调剂、煎煮的特殊要求注明在药品右上方，并加括号；⑤对饮片的产地、炮制有特殊要求的，应当在药品名称之前写明；⑥处方应分列饮片名称、数量、煎煮方法和用法用量。

（3）药名是否正确规范。

（4）处方医师是否签全名。

2. 药物剂量的审查 为保证药物的安全、有效，用药剂量应该正确和恰当。应重点审查中药饮片处方中毒麻中药是否超量。无论何种情况，任何时候超剂量使用药物，医师都必须在超剂量的药物旁签全名，以示负责。否则调剂人员不能调配。

3. 配伍禁忌和不合理用药的审查

主要审查：①有无相反相畏（"十八反"、"十九畏"）；②有无妊娠用药禁忌；③有无重复用药等。

四、实训操作

将有审核缺陷的不合格中药处方若干发给每位学生，以实训小组为单位，每个实训小组自定一名同学兼扮医生角色，组员共同合作，通过查找相关资料进行讨论，审核处方是否合格，若不合格，分析原因，并采取相应措施；然后每组派代表解说教师指定处方的审方结果，其他组进行修正或补充完善。

五、实训报告

班级_____姓名_____学号_____实训时间_____成绩_____

1. 实训目的

2. 在规定时间内审阅所给处方，并填实训表 4－1 记录结果。

实训表 4－1 审核处方结果记录表

处方编号	处方概貌审核	药物剂量审核	配伍禁忌和不合理用药审核	审核结论
	不符合要求项目及分析改正	不符合要求项目及分析说明	不符合要求项目及分析说明	

3. 实训思考

（1）中药处方审查要点有哪些？

（2）不合格处方应如何处理？

4. 实训成绩评价

项目	评价细则	分值	得分
处方前记与概貌审查	（1）处方前记内容应齐全	20	
	（2）修改处医师应签全名并注明修改日期		
	（3）开具处方后的空白处应画一斜线		
	（4）需特殊处理的药物标注（脚注）应正确		
	（5）药名使用正确规范（别名、并开、错别字等）		
	（6）处方应分列饮片名称、数量、煎煮方法和用法用量		
	（7）处方后记医生应签全名		
药物剂量审查	（1）毒麻中药超剂量	20	
	（2）超剂量处有签名		
配伍禁忌和不合理用药审查	（1）"十八反"、"十九畏"	20	
	（2）妊娠用药禁忌		
	（3）重复用药		
处方审核结论	□合格　　　□不合格 审核结论正确得全分，否则不得分	10	
不合格处方处理措施	方式正确，即直接与医生联系，处方审核存在的问题清楚明白告知医生	15	
职业素养	（1）工作服帽穿戴整齐洁净	15	
	（2）不留长指甲、不染指甲		
	（3）与人沟通协作、责任心强		
总分		100	
教师评语			

教师签字

【审方实训处方参考】

　　　　　　医院处方笺

费别：	□公费 ☑自费		
	□医保 □其他	医疗证/医保卡号：	处方编号：101

姓名：　×××　　　　　　　　　性别：□男　☑女　　年龄：30 岁

门诊/住院病历号：×××××　　　科别（病区/床位号）：中医科

临床诊断：风热感冒　　　　　　　开具日期：××××年×月××日

住址/电话：××市××区××路××小区××栋××房/××××××××

Rp

忍冬花 15g	连翘 15g	桔梗 6g	荆芥 4g
淡豆豉 5g	大力子 6g	薄荷 6g（后下）	淡竹叶 15g
国老 5g	假苏 4g	牛蒡子 9g	陈皮 6g
甘草 6g	3 剂，每日煎服一剂，早晚各一次。		

医　　师：×××　　　　　　药品金额：

审核药师：　　　　　　　调配药师/士：　　　　　　　核对、发药药师：

　　　　　　医院处方笺

费别：	□公费 ☑自费		
	□医保 □其他	医疗证/医保卡号：	处方编号：102

姓名：　×××　　　　　　　　　性别：□男　□女　　年龄：40 岁

门诊/住院病历号：×××××　　　科别（病区/床位号）：中医科

临床诊断：外感风热　　　　　　　开具日期：××××年×月××日

住址/电话：××市××区××路××小区××栋××房/××××××××

Rp

桑叶 9g	菊花 9g	白勺 6g	枯芩 6g
二母各 5g	柴胡 6g	葛根 6g	粉丹皮 9g
生地 9g	花粉 6g	夏 9g	附子 3g（先煎）
甘草 3g	5 剂，每日煎服一剂，早晚各一次。		

医　　师：×××　　　　　　药品金额：

审核药师：　　　　　　　调配药师/士：　　　　　　　核对、发药药师：

_____医院处方笺

| 费别： | □公费 ☑自费 | | |
| | □医保 □其他 | 医疗证/医保卡号： | 处方编号：103 |

姓名：　　×××　　　　　　性别：☑男　□女　　年龄：25 岁

门诊/住院病历号：××××××　　科别（病区/床位号）：中医科

临床诊断：食积便秘　　　　　　开具日期：×××年×月××日

住址/电话：××市××区××路××小区××栋××房/××××××××

Rp

忍冬花 15g　　　　　大黄 10g（后下）　　参 10g　　　　　黄连 6g

鸡内金 6g　　　　　金钱草 30g　　　　　木香 10g　　　　朴硝 10g

威灵仙 50g　　　　　茵陈 20g　　　　　　郁金 15g　　　　枳壳 15g

3 剂，每日煎服一剂，早晚各一次。

医　　师：×××　　　　　药品金额：

审核药师：　　　　　　　调配药师/士：　　　　　　　　　核对、发药药师：

_____医院处方笺

| 费别： | □公费 ☑自费 | | |
| | □医保 □其他 | 医疗证/医保卡号： | 处方编号：104 |

姓名：　　×××　　　　　　性别：□男　☑女　　年龄：　岁

门诊/住院病历号：××××××　　科别（病区/床位号）：中医科

临床诊断：急性扁桃体炎　　　　开具日期：×××年×月××日

住址/电话：××市××区××路××小区××栋××房/××××××××

Rp

连翘 9g　　　　　穿心莲 3g　　　　　生石膏 30g（先煎）　桔梗 6g

射干 6g　　　　　蝉蜕 15g　　　　　沙苑子 15g　　　　山茱萸 9g

甘草 3g　　　　　3 剂，每日煎服一剂，早晚各一次。

医　　师：×××　　　　　药品金额：

审核药师：　　　　　　　调配药师/士：　　　　　　　　　核对、发药药师：

＿＿＿＿＿＿医院处方笺

费别：	□公费 ☑自费		
	□医保□其他	医疗证/医保卡号：	处方编号：105

姓名：　×××　　　　　　　性别：☑男 □女　　年龄：36 岁

门诊/住院病历号：××××××　　科别（病区/床位号）：中医科

临床诊断：风邪头痛　　　　　　开具日期：××××年×月××日

住址/电话：××市××区××路××小区××栋××房/××××××××

Rp

羌活 6g	细辛 3g（后下）	防风 5g	薄荷 12g
粉草 6g	白芷 6g	海藻	川芎 12g
荆芥 12g	艾叶 5g		

3 剂，每日煎服一剂，早晚各一次。

医　　师：×××　　　　　　药品金额：

审核药师：　　　　　　　调配药师/士：　　　　　　　核对、发药药师：

＿＿＿＿＿＿医院处方笺

费别：	□公费 ☑自费		
	□医保□其他	医疗证/医保卡号：	处方编号：106

姓名：　×××　　　　　　　性别：□男 ☑女　　年龄：20 岁

门诊/住院病历号：××××××　　科别（病区/床位号）：中医科

临床诊断：寒凝血滞腹痛　　　　开具日期：　　年　　　月　　　日

住址/电话：××市××区××路××小区××栋××房/××××××××

Rp

红参 6g	当归 9g	白芍 6g	川芎 6g
熟地 6g	香附米 6g	木香 9g	青皮 6g
山楂炭 6g	元胡 9g	炮姜 6g	肉桂 6g
丹参 6g	益母草子 6g	延胡索 3g	红花 6g
五灵脂 3g（包煎）	坤草子 6g	3 剂，每日煎服一剂，早晚各一次。	

医　　师：×××　　　　　　药品金额：

审核药师：　　　　　　　调配药师/士：　　　　　　　核对、发药药师：

_____医院处方笺

费别：　□公费　☑自费
　　　　　□医保　□其他　　　　医疗证/医保卡号：　　　　处方编号：107

姓名：　×××　　　　　　性别：☑男　□女　　年龄：45 岁

门诊/住院病历号：××××××　　科别（病区/床位号）：中医科

临床诊断：寒伤卫阳　　　　　　开具日期：×××年×月××日

住址/电话：××市××区××路××小区××栋××房/×××××××

Rp

桂枝 15g　　　　　苦杏仁 6g（后下）　薏苡仁 5g　　　　炙甘草 9g

柴胡 6g　　　　　　生姜 3g　　　　　　细辛 9g　　　　　茜草 12g

白前 9g　　　　　　炙国老 6g

5 剂，每日煎服一剂，早晚各一次。

医　　师：×××　　　　　药品金额：

审核药师：　　　　　调配药师/士：　　　　　　　核对、发药药师：

_____医院处方笺

费别：　□公费　☑自费
　　　　　□医保　□其他　　　　医疗证/医保卡号：　　　　处方编号：108

姓名：　×××　　　　　　性别：☑男　□女　　年龄：59 岁

门诊/住院病历号：××××××　　科别（病区/床位号）：内科

临床诊断：心肾阳虚　　　　　　开具日期：×××年×月××日

住址/电话：××市××区××路××小区××栋××房/×××××××

Rp

曼陀罗 6g　　　　　　人参 6g（另煎）　　川附片 6g（后下）　官桂 5g

麝香 0.1g（冲服）　　鹿茸 3g（另煎）　　三七粉 3g（冲服）　蟾酥 0.015g

5 剂，每日煎服一剂，早晚各一次。

医　　师：×××　　　　　药品金额：

审核药师：　　　　　调配药师/士：　　　　　　　核对、发药药师：

＿＿＿＿＿＿医院处方笺

费别：	□公费 ☑自费		
	□医保 □其他	医疗证/医保卡号：	处方编号：109

姓名：　×××　　　　　　性别：☑男　□女　　　年龄：50 岁

门诊/住院病历号：××××××　　科别（病区/床位号）：

临床诊断：胃食管返流　　　　　开具日期：××××年×月××日

住址/电话：××市××区××路××小区××栋××房/××××××××

Rp

北沙参 20g	广郁金 10g	砂仁粉 2.5g	白芍 10g
旋复花 9g	赭石 12g（后下）	甘草 3g	丁香 3g

5 剂，每日煎服一剂，早晚各一次。

医　　师：×××　　　　　药品金额：

审核药师：　　　　　调配药师/士：　　　　　　核对、发药药师：

＿＿＿＿＿＿医院处方笺

费别：	□公费 ☑自费		
	□医保 □其他	医疗证/医保卡号：	处方编号：110

姓名：　×××　　　　　　性别：□男　☑女　　　年龄：22 岁

门诊/住院病历号：××××××　　科别（病区/床位号）：内科

临床诊断：脾虚腹胀　　　　　　开具日期：××××年×月××日

住址/电话：××市××区××路××小区××栋××房/××××××××

Rp

人参 6g	白术 9g	茯苓 9g	北芪 6g
焦三仙各 6g	莱菔子 6g	甘草 3g	

医　　师：×××　　　　　药品金额：

审核药师：　　　　　调配药师/士：　　　　　　核对、发药药师：

_____医院处方笺

费别：	□公费 ☑自费	
	□医保 □其他	医疗证/医保卡号： 处方编号：111

姓名： ××× 性别：☑男 □女 年龄：45 岁

门诊/住院病历号：×××××× 科别（病区/床位号）：中医科

临床诊断：火毒壅盛，口舌生疮 开具日期：××××年×月××日

住址/电话：××市××区××路××小区××栋××房/××××××××

Rp

牛黄 0.3g   大黄 15g   黄芩 12g   石膏 15g

雄黄 2g   桔梗 9g   甘草 3g

5 剂，每日煎服一剂，早晚各一次。

医　　师：×××　　　　　药品金额：

审核药师： 调配药师/士： 核对、发药药师：

_____医院处方笺

费别：	□公费 ☑自费	
	□医保 □其他	医疗证/医保卡号： 处方编号：112

姓名： ××× 性别：□男 ☑女 年龄：28 岁

门诊/住院病历号：×××××× 科别（病区/床位号）：中医科

临床诊断：妊娠胎动 开具日期：××××年×月××日

住址/电话：××市××区××路××小区××栋××房/××××××××

Rp

炒艾叶 6g   黄芪 6g   当归 9g   杜仲 9g

坤草 6g   炒枳壳 6g   羌活 6g   牛膝 6g

厚朴 3g   川芎 5g   白芍 4g   三棱 6g

甘草 5g   3 剂，每日煎服一剂，早晚各一次。

医　　师：×××　　　　　药品金额：

审核药师： 调配药师/士： 核对、发药药师：

＿＿＿＿＿＿医院处方笺

费别：	□公费 ☑自费		
	□医保□其他	医疗证/医保卡号：	处方编号：113

姓名：　×××　　　　　　　　　　性别：☑男　□女　　　年龄：49 岁

门诊/住院病历号：××××××　　　科别（病区/床位号）：

临床诊断：风湿性关节炎　　　　　开具日期：××××年×月××日

住址/电话：××市××区××路××小区××栋××房/×××××××

Rp

川断24g	桂支 12g	赤芍 9g	威灵仙 9g
独活 15g	当归 12g	毛姜 12g	制马钱子 3g（先煎）

　　　　　　　5 剂，每日煎服一剂，早晚各一次。

医　　师：×××　　　　　药品金额：

审核药师：　　　　　　　调配药师/士：　　　　　　　核对、发药药师：

＿＿＿＿＿＿医院处方笺

费别：	□公费 ☑自费		
	□医保□其他	医疗证/医保卡号：	处方编号：114

姓名：　×××　　　　　　　　　　性别：□男　☑女　　　年龄：30 岁

门诊/住院病历号：××××××　　　科别（病区/床位号）：内科

临床诊断：妊娠期腰扭伤　　　　　开具日期：××××年×月××日

住址/电话：××市××区××路××小区××栋××房/×××××××

Rp

红花 9g	桃仁 9g	羌活 9g	赤芍 9g
炒杜仲 15g	川断 9g	木瓜 9g	小茴香 9g
破故纸 9g	土鳖虫 3g		

　　　　　　　每日煎服一剂，早晚各一次。

医　　师：×××　　　　　药品金额：

审核药师：　　　　　　　调配药师/士：　　　　　　　核对、发药药师：

实训五　处方调配

一、实训目的

1. 掌握处方调配流程。
2. 熟悉包装纸的选择与码放。
3. 掌握分剂量手法与原则。
4. 掌握处方调配顺序与饮片排放方法。
5. 掌握特殊处理药物品种。

二、实训内容

（一）实训物品

戥秤，处方一张，饮片若干，不同规格包装纸若干。（处方药物组成设计应包括并写药物、特殊用法，药物类型至少包括种子、草类、片块等）

（二）实训任务

1. 包装纸的选择与码放　能根据药量的多少、体积的大小选择包装纸并掌握包装纸的码放方法。

2. 处方调配顺序和饮片排放顺序　明确按处方顺序调配，并说明药物的排放原则。

3. 饮片生、炙和并写应付　熟悉生、炙饮片的应付；掌握并写药物名称及其应付方法。

4. 分剂量方法　掌握"等量递减"法。

5. 特殊用法药物处理　掌握特殊用法药物品种，并在包装纸上注明用法。

三、实训指导

（一）包装纸的选择与码放

包装纸大小的选择要视药量的多少、草类药材的味数而定，因此在包装纸选择前应首先浏览处方中的药物组成，松泡药物多的应选择较大的包装纸。包装纸确定后，应根据包装纸排放方法排放，要点是纸与纸之间要有一定的重叠，这样在调配过程中，不致药物漏下导致药量不准确和污染桌面。

调配药味时，应注意必须按处方顺序调配药物，并将药物按序排放在包装纸上。每味药物分戥必须精确，用"等量递减"法分戥，使每味药的误差在 ±3%，每剂药的误差在 ±5% 以内。

对于处方中有特殊用法的药物，包好后，必须马上注明用法，使顾客明确。

（二）调配程序

调配操作步骤：接方——排纸——校戥——称量——分戥——注明特殊用法。

1. 准备　接方审核处方内容，确定包装纸的大小。

2. 包装纸码放　包装纸码放应有一定的重叠，如是上下两排，应将靠近身体一侧的包装纸叠在上面。完成后将处方放在包装纸的左面，并压上"压方"。

3. 校戥称取饮片　校戥、称取饮片方法详见第一章。

4. 分剂量　分剂量首先要遵循"等量递减"原则，即每分一次，就要复戥，以明确所分的量是否精确。分剂量时的手法是要求长期练习的技能，要求估分比较准确，减少分戥次数，做到"快、准"。不同性质的药材，分剂量的手法有所不同，种子类药材分戥时，秤盘不要竖起太直，以免一次性倒出。片块药材分戥时，要有一定的控制，以免倒出太多或太少。草类药材可用右手拇指、食指掐取。

注意：饮片的加减、分戥，都由右手完成，左手把握戥杆，不能将左右手调换。

5. 特殊用法药物的注明　调配过程中如有特殊用法的药物，应用小包装纸另包。如有不同特殊用法的药物要求分包。特殊用法药物可称取完成后立即包装并注明用法也可在调配完成后包装并注明用法。

（三）职业岗位及要求

岗位：中药调剂员

要求：按药品零售企业中药调剂员的标准职业形象，准备工作服、工作帽，穿着整齐。实训环境按中药调剂室的要求。

四、实训操作

两位同学组成一个实训小组，相互协作进行处方审核、包装纸码放、药物的称量、分戥、特殊用法和并写药物记忆等实训任务的练习。

1. 处方内容审核　①互相指认，说出应选用包装纸的大小、处方中包括的特殊用法药名、并开药名；②相互提问处方药物应付，明确生、炙品种。

2. 包装纸码放　是否规范。

3. 处方调配　每人分别按照处方调配，相互检查操作的规范性、剂量的准确度和调配速度。调配是否按顺序，分戥是否遵循"等量递减法"。

附：调配用处方

【处方1】白芷10g　　二花6g　　野菊花6g　　蔓荆子10g　　薄荷6g

	莱菔子 15g	山楂 10g		丹皮 12g		石膏 30g		桔梗 12g	
【处方2】	枳壳 15g	金铃子 15g	砂仁 9g	玉金 15g		三棱 10g	
	鸡血藤 15g	升麻 6g		乳香 9g		龙骨 30g		佛手 9g	
【处方3】	菊花 9g	莲子 15g	乌梅 15g	板蓝根 10g		瓦楞子 20g	
	石斗 12g	白芍 9g		花粉 9g		薄荷 10g		元胡 20g	

五、实训报告

班级_____姓名_____学号_____实训时间_____成绩_____

1. 实训目的

2. 写出调配的流程以及调配中应遵循的原则和注意事项

3. 填写调配规范操作步骤

步骤	操作要点
审方	
包装纸码放	
校戥、称量	
分剂量	
特殊用法药物和并开药名调配	

4. 实训思考

（1）调剂人员审方与药师审方有何区别，要关注哪几方面？

（2）调配规范性由哪几方面组成？

5. 实训成绩评价

考核内容	考核要求	评分标准	配分	得分
中药饮片调配操作	根据中药调剂常规要求，调配中药处方	（1）调配前审方	10	
		（2）包装纸码放	5	
		（3）校戥	5	
		（4）称取药物手法	10	
		（5）调配药物顺序	10	
		（6）排放药物顺序	10	
		（7）生、炙药物及并写药名处理	15	
		（8）特殊用法药物处理	20	
		（9）铜缸子使用手法	5	
		（10）剂量准确度	10	
	总分		100	
教师评语				
		教师签字		

实训六　饮片的包装

一、实训目的

1. 掌握攒包的包装方法与要求。
2. 掌握单独处理小包的包装方法。

二、实训内容

（一）实训物品

包装纸（门票，35cm×35cm）、小包装置（15cm×15cm）、中药饮片石膏、车前子、薄荷、荆芥、混合中药饮片。

（二）实训任务

1. 攒包包装（整方包装）　学会攒包的包装方法，规范地完成80g荆芥的包装、100g混合中药饮片的包装。

2. 小包包装（特殊处理品种包装）　学会特殊处理品种小包的包装方法，规范的完成30g石膏、15g车前子、6g薄荷的小包包装。

三、实训指导

（一）攒包的包装方法

攒包分为单层纸包与双层纸包两种，无论哪种方法，均要求包装牢固、美观。

1. 单层纸攒包的包装方法

（1）将调配的中药饮片放置门票的中央，将包装的纸角放在正前方。

（2）双手提起门票的前后两个角对齐，将纸角上部的1/4处，沿直线折叠下压。

（3）右手掐住中间折纸处，并压住包装右角，顺势将包装抬起，将包装左角折至中央并下压，右手松开。

（3）左手掐住包装中间处，抬起包装右侧，将右角折至中间。

（4）将包装放平，中间处向内掖口折叠两次。

（5）整理包装四个角，使其平整。

2. 双层纸攒包的包装方法　双层纸攒包，使用两层包装纸进行包装，外层使用门票，内层使用较软的衬纸。

（1）将调配后的中药饮片放置门票的中央，双手提起下角的两层包装纸与上角的内层纸对齐，在纸角的1/4处，沿直线折叠下压。

（2）右手掐住中央折纸处，并压住包装右角，顺势将包装抬起，将包装左角折至中央并下压。

（3）左手掐住包装中间处，抬起包装右侧，将右角折至中间。

（4）将包装放平，将上角的外层纸向下折叠，将多余的纸角向内折叠，并双掖口进行折叠。

（5）整理包装，使其平整。

（二）小包的包装方法

1. 右手将小包挑起，并托于左手手心上。
2. 将小包装纸的下角向上折叠，下角与上角平行对齐，双手拇指掐住两侧。
3. 将左角折向中间，与之对称处的右角也折向中央，将多余的纸角折回。
4. 将左右两侧的纸边折压平整，并出两条线。
5. 将小包的上角向内折，多余的纸角掖入小包口，并双掖口。（需要包煎的品种，还需放入布袋一个）
6. 在包装外面写明饮片的处理方法。

（三）职业岗位及要求

岗位：中药调剂员。

要求：按药品零售企业中药调剂员的标准职业形象，准备工作服、工作帽，穿着整齐。实训环境按中药调剂室的要求。

四、实训操作

两位同学组成一个实训小组，相互协作进行整方攒包包装、特殊处理小包包装等实训任务的练习。

1. 整方攒包包装　分别称取80g荆芥、100g混合中药饮片，采用单层纸攒包包装方法与双层纸攒包包装方法，将其进行包装。

2. 特殊处理小包包装　分别称取30g石膏、15g车前子、6g薄荷，采用小包包装方法，将其进行包装。

五、实训报告

班级_____姓名_____学号_____实训时间_____成绩_____

1. 实训目的

2. 记录各项训练所用时间

项目	第1次	第2次	第3次	第4次	第5次
单纸攒包（荆芥）					
单纸攒包（混合饮片）					
双纸攒包（荆芥）					
双纸攒包（混合饮片）					
石膏小包					
车前子小包					
薄荷小包					

3. 实训思考

（1）通过实训练习，总结一下如何使得攒包包装外观平整美观，关键的操作步骤是什么？

（2）通过实训练习，总结一下如何使得小包包装外观平整美观，关键的操作步骤是什么？

4. 实训成绩评价

项目	评价细则	分值	得分
单层纸攒包	（1）可以规范的完成单层纸攒包包装操作，动作努力做到熟练； （2）可以美观的完成单层纸攒包，做到包面平整，四棱见线； （3）通过反复练习，可以迅速的完成操作，每分钟完成 3 个小包	25	
双层纸攒包	（1）可以规范的完成双层纸攒包包装操作，动作努力做到熟练； （2）可以美观的完成双层纸攒包，做到包面平整，四棱见线； （3）通过反复练习，可以迅速的完成操作，每分钟完成 3 个小包	25	
小包包装	（1）可以规范的完成小包包装操作，动作努力做到熟练； （2）可以美观的完成小包包装，做到包面平整，四棱见线； （3）通过反复练习，可以迅速的完成操作，每分钟完成 6 个小包	30	
实训态度	（1）工作服、工作帽整洁无污物，佩戴整齐； （2）不留长指甲、不染指甲； （3）实训前后工作环境保持整洁； （4）实训态度认真严肃，无大声喧哗	20	
总分		100	
教师评语	教师签字		

实训七　代客煎药

一、实训目的

1. 熟悉汤剂煎煮的过程。
2. 学会使用砂锅与煎药机煎煮汤剂。

二、实训内容

（一）实训物品

砂锅、煎药机。
中药饮片：大黄、芒硝、甘草。

（二）实训任务

1. 认识砂锅与煎药机。
2. 使用砂锅与煎药机。学会砂锅与煎药机的规范操作；用砂锅与煎药机煎煮中药饮片。

三、实训指导

（一）砂锅的操作注意事项

1. 每次使用前与使用后均需及时清洗砂锅。
2. 泡药时要将特殊处理的饮片另行浸泡。
3. 煎药用水量与时间、火候需依据饮片的性质而定。
4. 两次煎药后的药液要混匀。

（二）煎药机的操作注意事项

1. 清洗煎药机时，不能用水清洗电器控制部分，要清洁锅盖与密封圈的接触面。
2. 煎药关闭锅盖前，应仔细检查密封圈。
3. 煎药打开锅盖前，必须打开排气安全阀，排掉锅内压力。
4. 煎药过程中严禁打开排废液阀门，防止人员烫伤。

5. 煎药时必须专人专管，切忌干烧，损坏加热元件。

四、实训操作

分小组练习汤剂的煎煮。将所给饮片按组分别用砂锅与煎药机进行煎煮，并填写汤剂制备质量情况表。

（一）砂锅的操作步骤

准备——泡药——煎药——清场。

1. 准备　选择大小适宜的砂锅，并放入待煎煮中药。

2. 泡药　加入适量的清洁自来水进行浸泡。

3. 煎药　将浸泡好的待煎药进行煎煮，先武火煮沸，再文火煎煮，待第一次煎煮结束，将药汁倒出；再加水煎煮，先武火后文火，待第二煎煮结束，将药汁倒出，并与一煎药汁混匀。

4. 清场　清洁煎药设备与用具。

（二）煎药机的操作步骤

准备——装袋——泡药——煎药——晾药——清场——记录。

1. 准备　检查工作场所与设备、器具是否符合要求，能否正常运行。

2. 装袋　将中药饮片装入干净的煎药袋，用棉线扎紧袋口。

3. 泡药　将煎药袋放入专用的泡药桶，加入清洁自来水进行浸泡。

4. 煎药　将浸泡好的待煎药进行煎煮。

5. 晾药　将包装好的药袋放入晾药盘内晾凉。

6. 清场　清洁煎药设备与用具。

7. 记录　记录煎药各操作环节。

五、实训报告

班级＿＿＿＿＿姓名＿＿＿＿＿学号＿＿＿＿＿实训时间＿＿＿＿＿成绩＿＿＿＿＿

1. 实训目的

2. 实训操作步骤

3. 填写煎药记录表与汤剂制备质量情况表

实训表 7 – 1　煎药记录表

日期	处方号	加水量（ml）	浸泡时间	煎煮时间	药液煎出量（ml）	特殊煎煮	煎药剂数		煎药人	备注
							剂	袋		

实训表 7 - 2 汤剂制备质量情况表

项目	检查内容	检查结果		备注
1	汤液是否澄明	是	否	
2	有无糊化现象	有	无	
3	有无沉淀物	有	无	
4	有无异物	有	无	
5	有无霉腐异味	有	无	
6	残渣有无硬心	有	无	
7	残液量占残渣的	%		

4. 实训思考

（1）说出加水量与时间设定的理由？

（2）本次实训过程中遇到的问题有哪些？

5. 实训成绩评价

项目	评价细则	分值（分）	得分（分）
仪表仪态	（1）着洁净工作衣帽，且佩戴整齐；	5	
	（2）不留长指甲、不染指甲；	2	
	（3）工作态度认真严肃，无大声喧哗	3	
煎药机的使用	（1）能严格遵守煎药操作规程；	10	
	（2）能加适量水，并煎出适量药液；	10	
	（3）能恰当掌握浸泡时间与煎煮时间；	10	
	（4）能正确处理特殊煎煮药物；	10	
	（5）能认真核对并完成各项记录	5	
砂锅的使用	（1）能严格遵守煎药操作规程；	10	
	（2）能加适量水，并煎出适量药液；	10	
	（3）能恰当掌握浸泡时间与煎煮时间；	10	
	（4）能正确处理特殊煎煮药物；	10	
	（5）能认真核对并完成各项记录	5	
总分		100	
教师评语			教师签字

实训八　调剂综合训练

【调剂综合训练 1】

一、实训目的

1. 能按调剂常规对处方进行审核，并给出处理办法。
2. 能按调剂常规对审查正确的处方进行调配。

二、实训内容

根据病例对下列两个处方进行审核，按要求和提示进行实训。

【病例】

李某，女，34 岁。三日来恶寒发热无汗，咳逆气喘，舌苔薄白，脉滑数。

【处方一】

麻黄 3g　　杏仁 3g　　甘草 12g　　煅石膏 10g

香白芷 5g　　川贝母 3g　　生半夏 9g　　陈皮 6g

3 剂　水煎服

【处方二】

麻黄 3g　　杏仁 3g　　甘草 3g　　石膏 10g

香白芷 5g　　川贝 3g　　姜半夏 3g　　新会皮 6g

3 剂　　水煎服

【要求和提示】

1. 错误处方中有三处错误，请找出并填写处理办法。

（1）麻黄、甘草药量差异是否太大。

（2）药味是否错误。

（3）有毒药量过大。

2. 对正确处方按照正确的处方应付调配。

3. 对错误处方，调剂员应主动与医师联系后调配。

三、实训操作记录

（一）审方

注明处方对错，并说出具体的错误点。

1. 处方一：_____

2. 处方二：_____

（二）处方调剂

对正确处方填写处方调配单并进行处方调配。（注处方已经完成了前期的审方计价环节）

建议：可一名学生调配处方，一名学生检查及复核，相互监督配合完成。

操作项目	操作过程与内容	分值	得分
调配	（1）再次审方；	5	
	（2）调配准备；	5	
	（3）调配顺序与码放顺序；	10	
	（4）特殊处理品种的调配；	10	
	（5）临时捣碎品种的调配；	10	
	（6）处方品种应付及调配；	20	
	（7）调配后自查及签名；	10	
复核（由另一个同学完成）	（1）处方药味及应付是否正确；		
	（2）饮片剂量是否准确；	10	
	（3）特殊处理是否得当		
包装捆扎	（1）包装是否结实美观、捆扎牢固；	10	
	（2）处方放置是否正确		
用药指导	需向患者说明： ①处方煎法； ②处方服法（忌口）； ③及是否需另加药引等	10	
评价			

【调剂综合训练 2】

一、实训目的

1. 能按调剂常规对处方进行审核，并给出处理办法。

2. 能按调剂常规对审查正确的处方进行调配。

二、实训内容

根据病例对下列两个处方进行审核，按要求和提示进行实训。

【病例】

马某，男，60 岁，河间市六街人。咳嗽一月有余，咽喉痒而稍红，痰白不多，胸闷，眠差。舌白，脉弦滑。

【处方一】

柴胡 12g	枯芩 10g	半夏 9g	党参 10g
厚朴 15g	茯苓 20g	苏梗 10g	干姜 5g
大枣 10g			

4 剂　　水煎服

【处方二】

柴胡 12g	枯芩 10g	半夏 10g	党参 10g
厚朴 15g	天雄 3g	茯苓 20g	苏梗 10g
干姜 5g	大枣	黄芩 8g	

4 剂　　水煎服

【要求和提示】

1. 错误处方中有三处错误，请找出并填写处理办法。

（1）是否有十八反。

（2）是否有漏写药量。

（3）是否有药味重复。

2. 对正确处方按照正确的处方应付调配。

3. 对错误处方，调剂员应拒绝调配处方。

三、实训操作记录

（一）审方

注明处方对错，并说出具体的错误点。

1. 处方一：_____

2. 处方二：_____

（二）处方调剂

对正确处方填写处方调配单并进行处方调配。

建议：可一名学生调配处方，一名学生检查及复核，相互监督配合完成。

操作项目	操作过程与内容	分值	得分
调配	（1）再次审方；	5	
	（2）调配准备；	5	
	（3）调配顺序与码放顺序；	10	
	（4）特殊处理品种的调配；	10	
	（5）临时捣碎品种的调配；	10	
	（6）处方品种应付及调配；	20	
	（7）调配后自查及签名	10	
复核（由另一个同学完成）	（1）处方药味及应付是否正确；		
	（2）饮片剂量是否准确；	10	
	（3）特殊处理是否得当		
包装捆扎	（1）包装是否结实美观、捆扎牢固；	10	
	（2）处方放置是否正确		
用药指导	需向患者说明： 　①方煎法； 　②方服法（忌口）； 　③否需另加药引等	10	
评价			

【调剂综合训练 3】

一、实训目的

1. 能按调剂常规对处方进行审核，并给出处理办法。

2. 能按调剂常规对审查正确的处方进行调配。

二、实训内容

根据病例对下列两个处方进行审核，按要求和提示进行实训。

【病例】

李某，女，60 岁，工人。潮热盗汗，咳痰带血，头晕耳鸣，舌红少苔，脉细数。

【处方一】

熟地 15g　　山药 9g　　茯苓 9g　　泽泻 9g

牡丹皮 9g　　吴茱萸 6g　　味子 3g　　麦门冬 9g

水煎服

【处方二】

熟地 15g　　山药 9g　　茯苓 9g　　泽泻 9g

牡丹皮 9g　　山茱萸 6g　　五味子 3g　　麦门冬 9g

6 剂　水煎服

【要求和提示】

1. 错误处方中有三处错误，请找出并填写处理办法。

（1）药味是否错误。

（2）药名是否错误。

（3）药剂数是否完整。

2. 对正确处方按照正确的处方应付调配。

3. 对错误处方，调剂员应主动与医师联系后调配。

三、实训操作记录

（一）审方

注明处方对错，并说出具体的错误点。

1. 处方一：_____

2. 处方二：_____

（二）处方调剂

对正确处方填写处方调配单并进行处方调配。

建议：可一名学生调配处方，一名学生检查及复核，相互监督配合完成。

操作项目	操作过程与内容	分值	得分
调配	（1）再次审方；	5	
	（2）调配准备；	5	
	（3）调配顺序与码放顺序；	10	
	（4）特殊处理品种的调配；	10	
	（5）临时捣碎品种的调配；	10	
	（6）处方品种应付及调配；	20	
	（7）调配后自查及签名	10	
复核（由另一个同学完成）	（1）处方药味及应付是否正确；		
	（2）饮片剂量是否准确；	10	
	（3）特殊处理是否得当；		

包装捆扎	（1）包装是否结实美观、捆扎牢固； （2）处方放置是否正确	10	
用药指导	需向患者说明： 　①处方煎法； 　②处方服法（忌口）； 　③及是否需另加药引等	10	
评价			

【调剂综合训练 4】

一、实训目的

1. 能按调剂常规对处方进行审核，并给出处理办法。
2. 能按调剂常规对审查正确的处方进行调配。

二、实训内容

根据病例对下列两个处方进行审核，按要求和提示进行实训。

【病例】

金某，女，66 岁，工人。胃部空痛，重按舒服，时由隐痛，睡不好，舌淡，苔微腻。

【处方一】

当归 9g　　桂枝 3g　　白芍 10g　　甘草 5g

柏子仁 9g　　生半夏 9g　　海藻 6g　　秫米（黄米、糯秫）9g

藜芦 6g　　生姜 1 片　　大枣 7 枚　　饴糖 12g

3 剂　水煎服

【处方二】

当归 9g　　桂枝 3g　　白芍 10g　　甘草 5g

柏子仁 9g　　半夏 9g　　秫米（黄米、糯秫）9g

生姜 1 片　　大枣 7 枚　　饴糖 12g

3 剂　水煎服

【要求和提示和提示】

1. 错误处方中有三处错误，请找出并填写处理办法。

（1）是否有十八反。

（2）是否有有毒中药。

2. 对正确处方按照正确的处方应付调配。

3. 对错误处方，调剂员应拒绝调配处方。

三、实训操作记录

（一）审方

注明处方对错，并说出具体的错误点。

1. 处方一：＿＿＿＿＿＿＿＿＿＿＿＿＿＿＿＿＿＿＿

2. 处方二：＿＿＿＿＿＿＿＿＿＿＿＿＿＿＿＿＿＿＿

（二）处方调剂

对正确处方填写处方调配单并进行处方调配。

建议：可一名学生调配处方，一名学生检查及复核，相互监督配合完成。

操作项目	操作过程与内容	分值	得分
调配	（1）再次审方；	5	
	（2）调配准备；	5	
	（3）调配顺序与码放顺序；	10	
	（4）特殊处理品种的调配；	10	
	（5）临时捣碎品种的调配；	10	
	（6）处方品种应付及调配；	20	
	（7）调配后自查及签名	10	
复核（由另一个同学完成）	（1）处方药味及应付是否正确；		
	（2）饮片剂量是否准确；	10	
	（3）特殊处理是否得当		
包装捆扎	（1）包装是否结实美观、捆扎牢固；	10	
	（2）处方放置是否正确		
用药指导	需向患者说明： ①处方煎法； ②处方服法（忌口）； ③及是否需另加药引等	10	
评价			

附　　录

附录一　处方应付常规（北京市）

（一）处方直接写药名，应付炮制的品种

1. 处方直写药名（或炒），应付清炒的品种

处方正名	处方常用名	处方药味应付
山楂	山楂、炒山楂、山楂片、北山楂	清炒山楂
王不留行	王不留、炒王不留、王不留行、留行子	清炒王不留行
牛蒡子	牛蒡子、炒牛蒡子、牛子、大力子、鼠粘子	清炒牛蒡子
决明子	决明子、炒决明子、炒决明、草决明、马蹄决明	清炒决明子
芥子	芥子、白芥子、炒白芥子、炒芥子	清炒芥子
谷芽	谷芽、炒谷芽、香谷芽	清炒谷芽
麦芽	麦芽、炒麦芽、大麦芽	清炒麦芽
稻芽	稻芽、炒稻芽、香稻芽	清炒稻芽
苍耳子	苍耳子、炒苍耳子、苍耳、炒苍耳	清炒苍耳子
苦杏仁	苦杏仁、炒苦杏仁、杏仁、杏仁泥、炒杏仁	清炒苦杏仁
草果	草果、炒草果、草果仁、炒草果子	清炒草果
牵牛子	牵牛子、炒牵牛子、黑丑、白丑、二丑、炒黑丑、炒白丑、炒二丑	清炒牵牛子
紫苏子	紫苏子、炒紫苏子、苏子、炒苏子、南苏子	清炒紫苏子
莱菔子	莱菔子、炒莱菔子、萝匐子、萝卜子	清炒莱菔子
槐花	槐花、炒槐花	清炒槐花
槐米	槐米、炒槐米	清炒槐米
酸枣仁	酸枣仁、炒酸枣仁、枣仁、炒枣仁	清炒酸枣仁
蔓荆子	蔓荆子、炒蔓荆子	清炒蔓荆子

2. 处方直写药名（或炒）即付麸炒的品种

处方正名	处方常用名	处方药味应付
白术	白术、麸炒白术、炒白术、贡白术	麸炒白术
苍术	苍术、北苍术、茅苍术、南苍术、炒苍术	麸炒苍术
冬瓜子	冬瓜子、麸炒冬瓜子、冬瓜仁、炒冬瓜子	麸炒冬瓜子
芡实	芡实、麸炒芡实、炒芡实、鸡头米	麸炒芡实
枳壳	枳壳、麸炒枳壳、炒枳壳、江枳壳	麸炒枳壳
枳实	枳实、炒枳实、麸炒枳实	麸炒枳实
椿皮	椿皮、椿根皮、麸炒椿皮、椿根白皮、炒椿皮、樗白皮、椿樗皮	麸炒椿皮
薏苡仁	薏苡仁、薏米、苡仁、苡米、麸炒薏苡仁、炒薏米、炒苡米、炒苡仁	麸炒薏苡仁
僵蚕	僵蚕、麸炒僵蚕、炒僵蚕、天虫、白僵蚕	麸炒僵蚕
六神曲	六神粬、神曲、麸炒神曲、炒神曲、炒六曲	麸炒神曲
半夏曲	半夏粬、半夏曲、麸炒半夏曲、炒半夏曲、夏粬、夏曲	麸炒半夏曲

3. 处方直写药品（或炒或炙或制）即付烫制的品种

处方正名	处方常用名	处方药味应付
炮姜	炮姜	炮姜
狗脊	狗脊、烫狗脊、金狗脊、金毛狗脊	砂烫狗脊
骨碎补	骨碎补、烫骨碎补、碎补、炙申姜	砂烫骨碎补
马钱子	马钱子、番木鳖、制马钱子、炙马钱子	砂烫马钱子
鹅枳实	鹅枳实、小枳实、鹅眼枳实	砂烫鹅枳实
阿胶珠	阿胶、烫阿胶、阿胶珠、炒阿胶	蛤粉烫阿胶
龟板	龟板、烫龟板、炙龟板、炙龟甲、醋制龟甲、玄武板	砂烫粗淬龟甲
鳖甲	鳖甲、炙鳖甲、醋炙鳖甲	砂烫粗淬鳖甲
穿山甲	穿山甲、烫穿山甲、山甲珠、炮甲珠、炙山甲、炮山甲	砂烫粗淬穿山甲
刺猬皮	刺猬皮、烫刺猬皮、猬皮	滑石烫刺猬皮
制干蟾	蟾蜍、干蟾、炙干蟾、炙蟾蜍、制蟾蜍	砂烫干蟾

4. 处方药名（或炒或炙）即付蜜炙的品种

处方正名	处方常用名	处方药味应付
枇杷叶	枇杷叶、杷叶、炙枇杷叶、炙杷叶	蜜炙枇杷叶
马兜铃	马兜铃、炙马兜铃、炙兜铃、蜜兜铃	蜜炙马兜铃
罂粟壳	罂粟壳、米壳、御米壳、炙罂粟壳、炙米壳	蜜炙罂粟壳
桑白皮	桑白皮、桑皮、桑根白皮、炙桑皮	蜜炙桑白皮
槐角	槐角、炙槐角、蜜槐角	蜜炙槐角
瓜蒌子	瓜蒌子、炙瓜蒌子、栝蒌子、炙蒌子	蜜炙瓜蒌子

5. 处方直写药名（或炙）即付酒炙（制）的品种

处方正名	处方常用名	处方药味应付
黄精	黄精、炙黄精、黄精咀、酒黄精	酒制黄精
熟地黄	熟地黄、熟地、大熟地、酒熟地	酒制熟地
熟大黄	熟大黄、熟军、熟军咀、炙大黄、熟锦纹	酒蒸大黄
肉苁蓉	肉苁蓉、淡苁蓉、大芸、甜大芸、淡大芸、炙苁蓉、酒炙肉苁蓉	酒制肉苁蓉
女贞子	女贞子、炙女贞子、酒炙女贞子	酒制女贞子
山茱萸	山茱萸、山萸、山萸肉、杭山萸、杭萸肉、炙山萸、酒炙茱山萸	酒制山茱萸
水蛭	水蛭、炙水蛭、酒水蛭	酒炙水蛭
乌梢蛇	乌梢蛇、乌蛇、炙乌蛇、酒炙乌蛇	酒炙乌梢蛇
乌蛇肉	乌蛇肉、酒炙乌蛇肉	酒炙乌蛇肉
蛇蜕	蛇蜕、蛇皮、龙衣、炙龙衣、炙蛇蜕、酒炙蛇蜕	酒炙蛇蜕
蕲蛇	蕲蛇、炙蕲蛇、酒炙蕲蛇、蕲蛇肉	酒炙蕲蛇
胆南星	胆南星、胆星、炙胆星、九转胆星、酒炙胆南星	酒制胆南星

6. 处方直写药名（或炒或炙）即付醋炙（制）的品种

处方正名	处方常用名	处方药味应付
三棱	三棱、炒三棱、京三棱、荆三棱	醋炙三棱
甘遂	甘遂、炙甘遂、醋炙甘遂	醋炙甘遂
红大戟	红大戟、红芽大戟	醋炙红大戟
京大戟	京大戟、大戟、炙大戟、醋炙大戟	醋炙京大戟
莪术	莪术、炙莪术、醋炙莪术、蓬莪术、温莪术	醋炙莪术
香附	香附、醋香附、炒香附、香附子、香附米、炙香附、莎草根、醋炙香附	醋炙香附
狼毒	狼毒、白狼毒、炙狼毒、醋炙狼毒	醋炙狼毒
商陆	商陆、花商陆、炙商陆、醋炙商陆	醋炙商陆
延胡索	延胡索、炙元胡、醋元胡、玄胡索、元胡、醋炙元胡	醋炙延胡索
芫花	芫花、炙芫花、醋炙芫花	醋炙芫花
五味子	五味子、炙五味子、北五味子、辽五味	醋制五味子
南五味子	南五味子、南五味	醋制南五味子
青皮	青皮、均青皮、醋青皮、醋炙青皮、小青皮、四花青皮、四花皮	醋炙青皮（上海付蜜麸炒青皮）
五灵脂	五灵脂、灵脂米、灵脂块、糖灵脂、炙五灵脂	醋炙五灵脂
鸡内金	鸡内金、内金、炒内金、炙内金、鸡胗皮、鸡肫皮	醋炙鸡内金
乳香	乳香、滴乳香、乳香珠、炙乳香、醋炙乳香	醋炙乳香
没药	没药、明没药、炙没药、醋炙没药	醋炙没药
硇砂	硇砂、紫硇砂、炙硇砂、醋炙硇砂	醋炙硇砂

7. 处方直写药名（或炒或炙）即付盐炙的品种

处方正名	处方常用名	处方药味应付
小茴香	小茴香、茴香、炙茴香、茴香子、西小茴	盐炙小茴香
补骨脂	补骨脂、破骨纸、盐炙补骨脂、故纸	盐炙补骨脂
胡芦巴	胡芦巴、芦巴子、炙芦巴子、炙胡芦巴	盐炙胡芦巴
车前子	车前子、车前、炒车前、炙车前子、盐炙车前子	盐炙车前子
益智	益智仁、炒益智、盐炙益智、益智	盐炙益智
橘核	橘核、炒橘核、南橘核、广橘核、盐炙橘核	盐炙橘核
蒺藜	蒺藜、刺蒺藜、白蒺藜、炒蒺藜、盐炙蒺藜	盐炙蒺藜
杜仲	杜仲、川杜仲、炒杜仲、盐炙杜仲、盐杜仲、杜仲炭	盐炙杜仲

8. 处方直写药名（或煅）即付煅制的品种

处方正名	处方常用名	处方药味应付
瓦楞子	瓦楞子、煅瓦楞子	煅瓦楞子
牡蛎	牡蛎、煅牡蛎、左牡蛎、牡蛎壳	煅牡蛎
蛤壳	蛤壳、海蛤壳、煅蛤壳	煅蛤壳
蛤粉	煅蛤粉	煅蛤粉
龙骨	龙骨、煅龙骨、五花龙骨	煅龙骨
龙齿	龙齿、青龙齿、煅龙齿	煅龙齿
白石英	白石英、煅白石英	煅白石英（醋淬）
花蕊石	煅花蕊石、花蕊石	煅花蕊石
紫石英	紫石英、煅石英、煅紫石英	煅紫石英（醋淬）
赤石脂	赤石脂、煅石脂、煅赤石脂、石脂	煅赤石脂（醋淬）
禹余粮	禹余粮、禹粮石、煅禹粮石、煅禹余粮	煅禹余粮
钟乳石	钟乳石、石钟乳、煅钟乳石	煅钟乳石
自然铜	自然铜、煅自然铜、煅然铜	煅自然铜（醋淬）
阳起石	阳起石、煅阳起石	煅阳起石（醋淬）
浮海石	浮海石、海浮石、煅海浮石	煅浮海石
金礞石	金礞石、礞石、煅礞石、煅金礞石	煅金礞石
青礞石	青礞石、煅青礞石	煅青礞石
赭石	赭石、代赭石、煅赭石	煅赭石（醋淬）
磁石	磁石、煅磁石、慈石	煅磁石（醋淬）
硼砂	硼砂、煅硼砂、白硼砂、月石、西月石	煅硼砂
枯矾	枯矾、煅白矾、煅明矾	枯矾
炉甘石	炉甘石、煅炉甘石	煅炉甘石

9. 处方直写药名（或炒或煅）即付炭制的品种

处方正名	处方常用名	处方药味应付
地榆	地榆、地榆炭	地榆炭
艾叶	艾叶、艾叶炭、艾炭、蕲艾、蕲艾炭	艾叶炭
侧柏叶	侧柏、侧柏叶炭、侧柏叶	侧柏叶炭
南山楂	南山楂、南楂、南楂炭、南山楂炭	南山楂炭
蒲黄	蒲黄、蒲黄炭、黑蒲黄	蒲黄炭
干漆	干漆、煅干漆、干漆炭	干漆炭
棕榈	棕榈、棕榈炭、棕板炭、棕炭、陈棕炭	棕榈炭
血余炭	血余、血余炭、血发炭、血馀炭	血余炭

10. 处方药名即调配炮制的品种

处方正名	处方常用名	处方药味应付
川乌	川乌、炙川乌、乌头、川乌头、制川乌	制川乌
草乌	草乌、草乌头、炙草乌	制草乌
白附片	白附片	制白附片
白附子	白附子、炙白附子、白附子片	制白附子
巴戟天	巴戟天、巴戟肉、巴戟、炙巴戟、肥巴戟、炙巴戟天、制巴戟天	制巴戟天
天南星	天南星、炙南星、南星、炙天南星	制天南星
何首乌	何首乌、首乌、首乌咀、炙首乌、制何首乌、炙何首乌	制何首乌
远志	炙远志、远志、远志肉	制远志
附子	附子、黑附子、黑附片、附片、黑顺片	制黑附子
法半夏	半夏、炙法半夏、法夏、法半夏、京半夏	法半夏
清半夏	清半夏、炙清半夏、清夏、清半夏	清半夏
黄黄连	黄黄连、黄连、炙黄连	炙黄连
淫羊藿	淫羊藿、炙淫羊藿、羊藿、炙羊藿、羊藿叶、仙灵脾	炙淫羊藿
肉豆蔻	肉豆蔻、肉果、煨肉果、煨肉豆蔻	煨肉豆蔻
吴茱萸	吴茱萸、炙吴茱萸、炙吴黄、吴黄	制吴茱萸
栀子	栀子、炙栀子、炒栀子、苏栀子、炒栀仁、红栀子	姜栀子（上海均付栀子炭，四川付炒栀子，浙江写栀子付生栀子）
厚朴	厚朴、炙厚朴、川厚朴、川朴、姜厚朴、紫油厚朴	姜厚朴
干蟾	蟾蜍、干蟾、炙干蟾、炙蟾蜍	制蟾蜍
硫黄	硫黄、炙硫黄、石硫黄、倭硫黄	制硫黄
藤黄	藤黄、炙藤黄	制藤黄

11. 处方直写药名，付加工过的品种

处方正名	处方常用名	处方药味应付
大豆黄卷	大豆黄卷	大豆黄卷
淡豆豉	淡豆豉、豆豉	淡豆豉
白矾	白矾、明矾	白矾
玄明粉	玄明粉、元明粉、风化硝	玄明粉
芒硝	芒硝、净皮硝、朴硝、马牙硝	芒硝
朱砂	朱砂、辰砂	朱砂
硝石	硝石、火硝	硝石
铅丹	铅丹	铅丹
铅粉	铅粉、官粉	铅粉
银珠	银珠	银珠
密陀僧	密陀僧	密陀僧
松香	松香、老松香、松香脂	松香
儿茶	儿茶、方儿茶、孩儿茶	儿茶
冰片	冰片、梅片、龙脑香	冰片
芜荑	芜荑、臭芜荑	芜荑
红曲	红曲、红曲米	红曲
青黛	青黛、建青黛	青黛
秋石	秋石、白秋石	秋石
柿霜	柿霜	柿霜
樟脑	樟脑	樟脑
千金子	千金子霜、千金仁霜、千金霜、千金子	千金子霜
巴豆	巴豆霜、江子霜、巴豆	巴豆霜

（二）处方药名已注明炮制要求，应按要求调配的品种

1. 处方药名注炙，应付蜜炙的品种

处方正名	处方常用名	处方药味应付
炙升麻	炙升麻、蜜炙升麻、炙绿升麻	蜜炙升麻
炙甘草	炙甘草、蜜炙甘草、炙草	蜜炙甘草
炙白前	炙白前、蜜白前、蜜炙白前	蜜炙白前
炙百合	炙百合、蜜炙百合、炙南百合	蜜炙百合
炙百部	炙百部草、蜜炙百部、蜜炙百部草	蜜炙百部
炙前胡	炙前胡、蜜炙前胡、炙信前胡	蜜炙前胡
炙黄芪	炙黄芪、炙芪、蜜炙黄芪	蜜炙黄芪
炙紫菀	炙紫菀、炒紫菀、蜜炙紫菀、蜜紫菀茸	蜜炙紫菀

处方正名	处方常用名	处方药味应付
炙麻黄	炙麻黄、蜜麻黄、蜜炙麻黄	蜜炙麻黄
炙桑叶	炙桑叶、蜜炙桑叶、炙冬桑叶、炙霜桑叶	蜜炙桑叶
炙款冬花	炙款冬花、炙冬花、蜜冬花	蜜炙款冬花
炙化橘红	炙化橘红、炙化红、蜜炙化红	蜜炙化橘红
炙橘红	炙橘红、蜜炙橘红	蜜炙橘红

2. 处方药名注酒，应付酒炙的品种

处方正名	处方常用名	处方药味应付
酒大黄	酒大黄、酒军、炒大黄、炒锦纹、酒锦纹	酒炙大黄
酒白芍	酒白芍、酒炒白芍、酒芍	酒炙白芍
酒当归	酒当归、酒炒当归、炒当归、酒归	酒炙当归
酒黄芩	酒黄芩、酒炙黄芩、酒芩	酒炙黄芩
酒黄连	酒黄连、酒炙黄连、酒连、酒川连	酒炙黄连
酒黄柏	酒黄柏、酒炒黄柏、酒柏	酒炙黄柏

3. 处方药名注醋，应付醋炙的品种

处方正名	处方常用名	处方药味应付
醋大黄	醋大黄、醋炙大黄、醋川军、醋锦纹	醋炙大黄
醋柴胡	醋柴胡、醋炙柴胡、炒柴胡	醋炙柴胡

4. 处方药名注盐，应付盐炙的品种

处方正名	处方常用名	处方药味应付
盐知母	盐知母、炒知母、盐炒知母	盐炙知母
盐泽泻	盐泽泻、盐炒泽泻、炒泽泻	盐炙泽泻
盐黄柏	盐黄柏、炒黄柏、盐炒黄柏	盐炙黄柏

5. 处方药名注姜，应付姜炙的品种

处方正名	处方常用名	处方药味应付
姜半夏	姜半夏、姜夏	姜制半夏
姜黄连	姜黄连、姜连	姜炙黄连
姜竹茹	姜竹茹	姜炙竹茹
姜草果	姜草果、炙草果	姜炙草果仁

6. 处方药名注土，应付土炒的品种

处方正名	处方常用名	处方药味应付
土山药	土山药、土炒山药	土炒山药
土白术	土白术、土炒白术	土炒白术
土白芍	土白芍、土杭芍、土川芍、土芍药、土炒白芍	土炒白芍
土当归	土当归、土炒当归	土炒当归
土苍术	土苍术、土炒苍术	土炒苍术
土扁豆	土扁豆、土炒扁豆	土炒扁豆
土薏苡仁	土薏米、土苡仁、土炒薏米、土薏苡仁	土炒薏苡仁

7. 处方药名注煅，应付煅制的品种

处方正名	处方常用名	处方药味应付
煅珍珠母	煅珍珠母	煅珍珠母
煅石决明	煅石决明、煅石决	煅石决明
煅石膏	煅石膏、熟石膏	煅石膏
煅寒水石	煅寒水石	煅寒水石

8. 处方药名注炭，应付炭的品种

处方正名	处方常用名	处方药味应付
大黄炭	大黄炭、川军炭、锦纹炭、军炭	大黄炭
干姜炭	姜炭、干姜炭、炮姜炭	干姜炭
升麻炭	升麻炭、黑升麻	升麻炭
龙胆炭	龙胆炭、胆草炭、龙胆草炭	龙胆炭
茅根炭	茅根炭、白茅根炭	白茅根炭
当归炭	当归炭	当归炭
地黄炭	生地炭、生地黄炭、地黄炭	生地黄炭
香附炭	香附炭、香附子炭	香附炭
绵马贯众炭	绵马贯众炭、贯众炭、贯仲炭	绵马贯众炭
茜草炭	茜草炭	茜草炭
黄芩炭	黄芩炭、芩炭、枯芩炭	黄芩炭
黄连炭	黄连炭、川连炭、川黄连炭	黄连炭
熟地黄炭	熟地黄炭、熟地炭	熟地黄炭
藕节炭	藕节炭、老藕节炭	藕节炭
灯心草炭	灯心草炭、灯心炭、灯草炭	灯心草炭
大蓟炭	大蓟炭	大蓟炭
小蓟炭	小蓟炭	小蓟炭
荆芥炭	荆芥炭、黑荆芥	荆芥炭

续表

处方正名	处方常用名	处方药味应付
荆芥穗炭	荆芥穗炭、荆穗炭、芥穗炭、黑芥穗	荆芥穗炭
荷叶炭	荷叶炭	荷叶炭
卷柏炭	卷柏炭	卷柏炭
金银花炭	金银花炭、银花炭、双花炭、忍冬花炭	金银花炭
鸡冠花炭	鸡冠花炭	鸡冠花炭
菊花炭	菊花炭、白菊花炭	菊花炭
槐花炭	槐花炭	槐花炭
槐角炭	槐角炭	槐角炭
乌梅炭	乌梅炭	乌梅炭
石榴皮炭	石榴皮炭	石榴皮炭
丝瓜络炭	丝瓜络炭、瓜络炭	丝瓜络炭
青皮炭	青皮炭	青皮炭
陈皮炭	陈皮炭、橘皮炭	陈皮炭
莲房炭	莲房炭	莲房炭
黄柏炭	黄柏炭、川柏炭	黄柏炭

9. 处方药名注焦，付炒焦的品种

处方正名	处方常用名	处方药味应付
焦白芍	焦白芍	焦白芍
焦白术	焦白术	焦白术
焦当归	焦当归	焦当归
焦苍术	焦苍术	焦苍术
焦麦芽	焦麦芽	焦麦芽
焦山楂	焦山楂	焦山楂
焦谷芽	焦谷芽	焦谷芽
焦酸枣仁	焦酸枣仁、焦枣仁	焦酸枣仁
焦枳壳	焦枳壳	焦枳壳
焦栀子	焦栀子	焦栀子
焦槟榔	焦槟榔	焦槟榔
焦稻芽	焦稻芽	焦稻芽
焦薏苡仁	焦薏苡仁、焦薏米、焦苡仁	焦薏苡仁
焦鸡内金	焦鸡内金	焦鸡内金
焦神曲	焦神曲	焦神曲
焦建曲	焦建曲	焦建曲

10. 处方药名注炒，付炒黄的品种

处方正名	处方常用名	处方药味应付
炒白芍	炒白芍	炒白芍
炒蒲黄	炒蒲黄	炒蒲黄
炒白扁豆	炒白扁豆	炒白扁豆
炒槟榔	炒槟榔	炒槟榔

11. 处方药名注炒，付麸炒的品种

处方正名	处方常用名	处方药味应付
炒山药	炒山药	麸炒山药

12. 处方药名注煨，付煨的品种

处方正名	处方常用名	处方药味应付
煨木香	煨木香	煨木香
煨生姜	煨生姜	煨生姜
煨葛根	煨葛根	煨葛根
煨诃子	煨诃子	煨诃子

13. 处方药名注霜，付霜的品种

处方正名	处方常用名	处方药味应付
瓜蒌霜	瓜蒌霜、栝楼霜、瓜蒌霜	瓜蒌霜
鹿角霜	鹿角霜	鹿角霜

14. 处方药名注胶，付胶类品种

处方正名	处方常用名	处方药味应付
龟甲胶	龟甲胶、龟板胶	龟甲胶
龟鹿二仙胶	龟鹿二仙胶	龟鹿二仙胶
阿胶	阿胶、生阿胶、阿胶块、驴皮胶、东阿胶	阿胶
鹿角胶	鹿角胶	鹿角胶
鳖甲胶	鳖甲胶	鳖甲胶

15. 处方注明生，付加工品

处方正名	处方常用名	处方药味应付
生麦芽	生麦芽	生麦芽
生谷芽	生谷芽	生谷芽
生稻芽	生稻芽	生稻芽
生硼砂	生硼砂	生硼砂

（三）调剂处方，应付依法加工的生品

1. 需切成片、段（咀）、块，付依法加工过的生品

处方正名	处方常用名	处方药味应付
大黄	大黄、川大黄、锦纹、川锦纹、川军、生大黄	生大黄
川牛膝	川牛膝	川牛膝
川芎	川芎、川芎片、芎䓖	川芎
川木香	川木香	川木香
干姜	干姜、干姜片	干姜
马尾连	马尾连、尾连	马尾连
牛膝	牛膝、怀牛膝	怀牛膝
千年健	千年健、年健	千年健
山豆根	广豆根、山豆根、南豆根、南山豆根	山豆根
山药	山药、生山药、薯蓣、淮山药、怀山药	山药
土大黄	土大黄、羊蹄根	土大黄
土茯苓	土茯苓	土茯苓
土木香	青木香、祁木香、土木香	土木香
丹参	丹参、紫丹参	丹参
毛冬青	毛冬青	毛冬青
木香	木香、云木香、广木香	木香
升麻	升麻、绿升麻	升麻
天冬	天冬、天门冬、明天冬	天冬
天花粉	天花粉、天花粉片、花粉、栝楼根、	天花粉
天麻	天麻、天麻片、明天麻	天麻
天葵子	天葵子	天葵子
甘草	甘草、生草、粉甘草、甜甘草	生甘草
白芍	白芍、白芍片、杭芍、芍药、白芍药	白芍
白及	白及、白及片	白及
白头翁	白头翁、白头翁片	白头翁
白芷	白芷、白芷片、杭白芷、香白芷	白芷
白茄根	白茄根、茄根	白茄根
白茅根	白茅根、茅根	白茅根
白前	白前、南白前、鹅管白前	白前
白薇	白薇、白薇咀	白薇
白蔹	白蔹	白蔹
白药子	白药子	白药子
北沙参	北沙参、辽沙参、东沙参、沙参	北沙参
北豆根	北豆根、北豆根片、豆根、北山豆根	北豆根

处方正名	处方常用名	处方药味应付
生地榆	生地榆	生地榆
生何首乌	生首乌、生何首乌	生何首乌片
生白术	生白术	生白术
石菖蒲	石菖蒲、菖蒲	石菖蒲
龙胆	龙胆、胆草、龙胆草	龙胆
玄参	玄参、元参、黑元参、乌元参	玄参
乌药	乌药、台乌药、乌药片	乌药
玉竹	玉竹、肥玉竹、明玉竹、葳蕤、葳蕤	玉竹
百部	百部、百部草、百部根	百部
当归	当归、当归片、全当归、川当归、秦当归、西当归	全当归
当归头	当归头、当归头片、归头	当归头
当归身	当归身、归身	当归身
当归尾	当归尾、归尾、归须	当归尾
地黄	地黄、生地、大生地、生地黄、干生地、乾地黄	地黄
红景天	红景天	红景天
芦根	芦根、芦苇根、苇根、芦根咀	芦根
赤芍	赤芍、赤芍片、京赤芍、赤芍药、山赤芍	赤芍
防风	防风、软防风、口防风、北防风、东防风	防风
防己	防己、防己片、汉防己、粉防己	防己
羌活	羌活、羌活片、川羌活、西羌活、川羌	羌活
条黄芩	条黄芩、细黄芩、子芩、条芩	条黄芩
板蓝根	板蓝根	板蓝根
绵马贯众	绵马贯众、贯众、贯仲	绵马贯众
金荞麦	金荞麦	金荞麦
明党参	明党参、明党	明党参
金果榄	金果榄、果榄	金果榄
苦参	苦参、苦参片	苦参
细生地	细生地、小生地	细生地
於术	於术、於潜术、金线於术、於白术、于术	於术
知母	知母、生知母、肥知母、知母肉	知母
泽泻	泽泻、福泽泻、建泽泻、川泽泻	泽泻
穿山龙	穿山龙	穿山龙
重楼	七叶一枝花、重楼、金线重楼、蚤休	重楼
独活	独活、独活片、川独活、香独活	独活
虎杖	虎杖	虎杖

续表

处方正名	处方常用名	处方药味应付
胡黄连	胡黄连、胡连	胡黄连
姜黄	姜黄、姜黄片	姜黄
南沙参	南沙参、空沙参	南沙参
南柴胡	南柴胡、软柴胡、春柴胡、红柴胡	南柴胡
前胡	前胡、信前胡、南前胡	前胡
茜草	茜草、茜草片、红茜草、茜草根	茜草
威灵仙	威灵仙、灵仙	威灵仙
郁金	郁金、郁金片、黄郁金、广郁金、川郁金、温郁金、黑郁金、鬱金	郁金
草薢	粉草薢、草薢、绵草薢	粉草薢或绵草薢
柴胡	北柴胡、柴胡	柴胡
党参	党参、台党参、潞党参、西党参	党参
高良姜	高良姜、良姜	高良姜
黄芪	黄芪、生黄芪、生芪、黄耆、绵黄芪、口芪、北芪	黄芪
红芪	红芪	红芪
黄连	黄连、川黄连、川连、味连、云连、云黄连、雅连、雅黄连	黄连
黄芩	黄芩、枯黄芩	黄芩
桔梗	桔梗、桔梗片、北桔梗、南桔梗、甜桔梗、苦梗、苦桔梗	桔梗
拳参	拳参、紫参	拳参
秦艽	秦艽、秦艽片、左秦艽	秦艽
射干	射干、射干片、肥射干	射干
浙贝母	浙贝母、贝母、象贝母、象贝	浙贝母
常山	常山、常山片、鸡骨常山、黄常山	常山
麻黄根	麻黄根	麻黄根
徐长卿	徐长卿	徐长卿
续断	续断、续断片、川续断、川断	续断
银柴胡	银柴胡	银柴胡
葛根	葛根、粉葛根、粉葛、甘葛	葛根或粉葛
紫菀	紫菀、紫菀茸、紫苑	紫菀
漏芦	漏芦、祁漏芦	漏芦
藁本	藁本、香藁本	藁本
大血藤	红藤、大血藤	大血藤
川木通	川木通	川木通
木通	木通	木通
天仙藤	天仙藤	天仙藤
石楠藤	石楠藤	石楠藤

处方正名	处方常用名	处方药味应付
灯心草	灯心草、灯心、灯草	灯心草
西河柳	西河柳、山川柳、三春柳、柽柳、赤柽柳、观音柳	西河柳
忍冬藤	忍冬藤、金银藤、金银花藤、双花藤、二花藤	忍冬藤
皂角刺	皂角刺、皂刺、皂刺针	皂角刺
青风藤	青风藤	青风藤
苏木	苏木、苏木镑	苏木
油松节	松节、油松节	油松节
钩藤	钩藤、双钩藤、嫩钩藤	钩藤
桂枝	桂枝、桂枝片、桂枝咀、广桂枝	桂枝咀或片
桂枝尖	桂枝尖、嫩桂枝尖	桂枝尖
鸡血藤	鸡血藤、鸡血藤片	鸡血藤
草苁蓉	草苁蓉、列当	草苁蓉
络石藤	络石藤	络石藤
降香	降香、紫降香、降香镑	降香
首乌藤	首乌藤、夜交藤、何首乌藤	首乌藤
荷梗	荷梗、荷梗咀、老荷梗、荷叶梗	荷梗
海风藤	海风藤	海风藤
通草	通草、白通草、通脱木	通草
桑枝	桑枝、嫩桑枝、童桑枝、东桑枝	桑枝
桑寄生	桑寄生、广寄生、真寄生、寄生	桑寄生
锁阳	锁阳	锁阳
紫苏梗	紫苏梗、苏梗	紫苏梗
槲寄生	槲寄生、柳寄生、北寄生	槲寄生
檀香	檀香镑、白檀香、檀香丁	檀香
大蓟	大蓟	大蓟
小蓟	小蓟	小蓟
小草	小草、远志苗	小草
广金钱草	广金钱草	广金钱草
广藿香	藿香、藿香咀、广藿香	广藿香
广藿香梗	广藿香梗、藿香梗、藿梗	广藿香梗
广藿香叶	广藿香叶、藿香叶	广藿香叶
凤仙透骨	凤仙透骨草、染指草	凤仙透骨草
木贼	木贼、木贼草、锉草	木贼
马鞭草	马鞭草	马鞭草
水葱	水葱、冲天草	水葱

续表

处方正名	处方常用名	处方药味应付
白花蛇舌草	白花蛇舌草、白花蛇草	白花蛇舌草
白英	白毛藤、白英、蜀羊泉	白英
白屈菜	白屈菜	白屈菜
半边莲	半边莲	半边莲
半枝莲	半枝莲	半枝莲
北败酱草	败酱草、苣荬菜、北败酱草	北败酱草
车前草	车前草	车前草
石见穿	石见穿	石见穿
石斛	石斛、川石斛、金石斛、金钗石斛	石斛
铁皮石斛	铁皮石斛	铁皮石斛
仙桃草	仙桃草、仙稻草、蚊母草	仙桃草
仙鹤草	仙鹤草	仙鹤草
马齿苋	马齿苋	马齿苋
地锦草	地锦草、卧蛋草	地锦草
北刘寄奴	刘寄奴、寄奴、阴行草	北刘寄奴
竹叶柴胡	竹叶柴胡、竹柴胡	竹叶柴胡
如意草	犁头草、如意草	如意草
垂盆草	垂盆草	垂盆草
伸筋草	伸筋草	伸筋草
肿节风	肿节风	肿节风
委陵菜	委陵菜	委陵菜
老鹳草	老鹳草	老鹳草
苦地丁	苦地丁、地丁	苦地丁
金沸草	金佛草、金沸草	金沸草
金钱草	金钱草、对坐草、过路黄	金钱草
金丝草	金丝草、无根草	金丝草
鸡骨草	鸡骨草	鸡骨草
青蒿	青蒿、嫩青蒿	青蒿
佩兰	佩兰、佩兰咀、佩兰叶、省头草	佩兰
细辛	细辛、北细辛、辽细辛	细辛
鱼腥草	鱼腥草、截菜	鱼腥草
泽兰	泽兰、泽兰叶	泽兰
荆芥	荆芥、荆芥咀、假苏	荆芥
香薷	香薷、嫩香薷	香薷
臭败酱	臭败酱、墓头回	臭败酱

处方正名	处方常用名	处方药味应付
穿心莲	穿心莲	穿心莲
莱菔缨	莱菔缨、莱菔英	莱菔缨
黄蒿	黄蒿、老黄蒿	黄蒿
积雪草	积雪草、落得打	积雪草
倒扣草	倒扣草	倒扣草
益母草	益母草、坤草	益母草
麻黄	麻黄、麻黄咀	麻黄
鸭跖草	鸭跖草	鸭跖草
猫眼草	猫眼草、泽漆	猫眼草
萹蓄	萹蓄、萹蓄草	萹蓄
蛤蟆草	蛤蟆草	蛤蟆草
鹅不食草	鹅不食草	鹅不食草
蒲公英	蒲公英、公英	蒲公英
零陵香	零陵香	零陵香
豨莶草	豨莶草、豨莶	豨莶草
辣蓼	辣蓼、辣蓼草	辣蓼
墨旱莲	旱莲草、墨旱莲、鳢肠	墨旱莲
薄荷	薄荷、苏薄荷、南薄荷、鸡苏	薄荷
瞿麦	瞿麦、石竹草	瞿麦
霍石斛	霍石斛	霍石斛
翻白草	翻白草	翻白草
紫花地丁	紫花地丁、紫地丁	紫花地丁
藜芦	藜芦	藜芦
谷精草	谷精草	谷精草
大夫叶	大夫叶、牛蒡叶	大夫叶
石楠叶	石楠叶	石楠叶
枸骨叶	功劳叶、枸骨叶	枸骨叶
苦竹叶	苦竹叶、竹卷心	苦竹叶
荷叶	荷叶、荷叶丝	荷叶丝
荷叶蒂	荷叶蒂、荷蒂	荷叶蒂
淡竹叶	淡竹叶、竹叶	淡竹叶
橘叶	南橘叶、青橘叶	橘叶
广陈皮	广陈皮、新会皮、广皮	广陈皮
木瓜	木瓜、木瓜片、宣木瓜	木瓜
化橘红	化橘红、毛橘红	化橘红

续表

处方正名	处方常用名	处方药味应付
瓜蒌皮	瓜蒌皮、栝楼皮	瓜蒌皮
瓜蒌	瓜蒌、糖栝楼、栝楼	瓜蒌
丝瓜络	丝瓜络、瓜络	丝瓜络
生枳壳	生枳壳	生枳壳
生山楂	生山楂、生楂片	生山楂
生南楂	生南楂	生南楂
佛手	佛手、佛手片、川佛手、广佛手	佛手
陈皮	陈皮、橘皮	陈皮
香橼	香橼、陈香橼	香橼
槟榔	槟榔、槟榔片、花槟榔、大腹子、海南子	槟榔
橘红	橘红、广橘红	橘红
土荆皮	土荆皮、土槿皮	土荆皮
川槿皮	川槿皮	川槿皮
五加皮	五加皮、南五加皮	五加皮
木槿皮	木槿皮	木槿皮
生杜仲	生杜仲	生杜仲
生桑白皮	生桑白皮、生桑皮	生桑白皮
白鲜皮	白鲜皮、白鲜皮片、北鲜皮、鲜皮	白鲜皮
合欢皮	合欢皮	合欢皮
牡丹皮	牡丹皮、牡丹皮片、粉丹皮、丹皮	牡丹皮
苦楝皮	苦楝皮	苦楝皮
香加皮	香加皮、北五加皮	香加皮
黄柏	黄柏、川黄柏、关黄柏、黄檗、生黄柏、川柏、生黄柏	黄柏或关黄柏
秦皮	秦皮、白蜡树皮	秦皮
海桐皮	海桐皮、刺桐皮	海桐皮
紫荆皮	紫荆皮、荆皮	紫荆皮
水牛角	水牛角、水牛角锉（粉）	水牛角锉（粉）
羚羊角	羚羊角、羚羊角锉（粉）	羚羊角锉（粉）
鹿角	鹿角、鹿角片、鹿角锉	鹿角
鹿茸	黄毛鹿茸、鹿茸、鹿茸片、梅花鹿茸	鹿茸
马鹿茸	青毛鹿茸、马鹿茸	马鹿茸
赤茯苓	赤茯苓、赤苓	赤茯苓
灵芝	灵芝	灵芝
昆布	昆布、淡昆布	昆布
茯苓	茯苓、白茯苓、云茯苓、茯苓块、云苓	茯苓

处方正名	处方常用名	处方药味应付
猪苓	猪苓、猪苓片、木猪苓	猪苓
没食子	没食子	没食子
海藻	海藻、淡海藻	海藻

2. 需去掉非药用部位，付依法加工过的生品

处方正名	处方常用名	处方药味应付
人参	人参、生晒参、白人参	生晒参
野山人参	野山人参、野山参	野山人参
红参	红人参、红参、红参片	红参
西洋参	西洋参、洋参、花旗参	西洋参
高丽参	高丽参、高丽红参、别直参	高丽参
三七	三七、田七、旱三七、田三七、山漆、参三七	三七
土贝母	土贝母	土贝母
山奈	山奈、香山奈、三奈	山奈
山慈菇	山慈菇、毛慈菇、茅慈菇	山慈菇
甘松	甘松、香甘松	甘松
太子参	太子参、童参、孩儿参	太子参
片姜黄	片姜黄	片姜黄
生姜	鲜姜、生姜	鲜姜
仙茅	仙茅	仙茅
百合	百合、南百合	百合
光慈菇	光慈菇	光慈菇
红药子	红药子	红药子
佛手参	佛手参	佛手参
两头尖	竹节香附、两头尖	两头尖
麦冬	麦门冬、麦冬、寸冬、杭麦冬、川麦冬	麦冬
黄药子	黄药子	黄药子
珠子参	珠子参、珠参、珠儿参	珠子参
猫爪草	猫爪草	猫爪草
萱草根	萱草根	萱草根
紫草	紫草、软紫草	紫草
薤白	薤白、薤白头、南薤白	薤白
藕节	藕节、老藕节	藕节
糯稻根	糯稻根、稻草根、稻根须	糯稻根
竹茹	竹茹、青竹茹、淡竹茹、细竹茹、嫩竹茹、竹二青	竹茹

续表

处方正名	处方常用名	处方药味应付
沉香	沉香	沉香
鬼箭羽	卫矛、鬼箭羽	鬼箭羽
生枇杷叶	生枇杷叶、生杷叶	生枇杷叶
生艾叶	生艾叶	生艾叶
艾绒	艾绒、祁艾绒、蕲艾绒	艾绒（艾叶加工品）
瓦松	瓦松、老瓦松	瓦松
寻骨风	寻骨风、绵毛马兜玲	寻骨风
茵陈	茵陈、绵茵陈、茵陈蒿、绿茵陈	茵陈
浮萍	浮萍、浮萍草、紫背浮萍	浮萍
鹿衔草	鹿衔草、鹿蹄草、鹿含草	鹿衔草
人参叶	人参叶	人参叶
大青叶	大青叶、青叶	大青叶
生侧柏叶	生侧柏叶、生侧柏	生侧柏叶
石韦	石韦、石苇、石苇叶	石韦
芙蓉叶	芙蓉叶	芙蓉叶
罗布麻叶	罗布麻叶、罗布麻	罗布麻叶
卷柏	卷柏	卷柏
苦丁茶	苦丁茶	苦丁茶
桑叶	桑叶、霜桑叶、冬桑叶	桑叶
银杏叶	银杏叶、白果叶	银杏叶
番泻叶	番泻叶	番泻叶
蓼大青叶	蓼大青叶	蓼大青叶
紫苏叶	紫苏叶、苏叶、紫苏	紫苏叶
丁香	丁香、公丁香	丁香
月季花	月季花	月季花
代代花	代代花、玳玳花	代代花
生蒲黄	生蒲黄	生蒲黄
生槐花	生槐花、净槐花	生槐花
生槐米	生槐米	生槐米
凤仙花	凤仙花	凤仙花
西红花	西红花、藏红花、番红花	西红花
合欢花	合欢花、夜合花	合欢花
红花	红花、南红花、草红花、红蓝花	红花
辛夷	辛夷、辛夷花、木笔花、望春花	辛夷
玫瑰花	玫瑰花	玫瑰花

处方正名	处方常用名	处方药味应付
厚朴花	厚朴花、川朴花、朴花	厚朴花
松花粉	松花粉	松花粉
鸡冠花	鸡冠花	鸡冠花
金银花	金银花、忍冬花、银花、双花、二花	金银花
金莲花	金莲花	金莲花
扁豆花	扁豆花	扁豆花
荆芥穗	荆芥穗、芥穗	荆芥穗
荷花	荷花	荷花
凌霄花	凌霄花、紫葳花	凌霄花
夏枯草	夏枯草、枯草	夏枯草
莲须	莲须、莲蕊	莲须
菊花	菊花、白菊花、白菊、杭菊花、滁菊花、甘菊花、黄菊花、黄菊	菊花（上海写杭菊、杭甘菊均付黄菊花）；
梅花	梅花、白梅花、绿萼梅	梅花
密蒙花	密蒙花、蒙花	密蒙花
野菊花	野菊花、野菊	野菊花
旋覆花	旋覆花、覆花、金沸花	旋覆花
葛花	葛花	葛花
款冬花	款冬花、冬花、款冬	款冬花
紫梢花	紫梢花	紫梢花
八角茴香	八角茴香、大茴香	八角茴香
刀豆	刀豆、大刀豆、刀豆子	刀豆
川贝母	川贝母、川贝、松贝、尖贝、青贝、炉贝	川贝母
川楝子	川楝子、川楝、金铃子	川楝子
川椒目	川椒目、椒目	川椒目
大风子	大风子	大风子
大皂角	大皂角、大皂荚	大皂角
大腹皮	大腹皮、腹皮	大腹皮
大枣	大枣、红枣	大枣
马蔺子	马蔺子、蠡实	马蔺子
分心木	分心木	分心木
凤眼草	凤眼草	凤眼草
火麻仁	火麻仁、大麻仁、麻仁	火麻仁
水红花子	水红花子	水红花子
木腰子	木腰子	木腰子

续表

处方正名	处方常用名	处方药味应付
木蝴蝶	木蝴蝶、千张纸、玉蝴蝶、洋故纸	木蝴蝶
木鳖子	木鳖子	木鳖子
巨胜子	南巨胜子、巨胜子、南巨胜	巨胜子
白扁豆	白扁豆、净扁豆、扁豆	白扁豆
白扁豆衣	白扁豆衣、扁豆衣	白扁豆衣
白果	白果、银杏	白果
白果仁	白果仁	白果仁
苘麻子	冬葵子、苘麻子	苘麻子
冬瓜皮	冬瓜皮	冬瓜皮
平贝母	平贝母、平贝	平贝母
生芡实	生芡实	生芡实
生酸枣仁	生酸枣仁、生枣仁	生酸枣仁
生南山楂	生南山楂、生南楂	生南山楂
生蔓荆子	生蔓荆子	生蔓荆子
生王不留行	生王不留、生王不留行	生王不留行
生菜子	生菜子、莴苣子、莴苣菜子	生菜子
生薏苡仁	生薏苡仁、生薏苡、生苡仁	生薏苡仁
石莲子	石莲子	石莲子
石莲肉	石莲肉	石莲肉
石榴皮	石榴皮	石榴皮
龙眼肉	龙眼肉、桂圆、桂圆肉	龙眼肉
光明子	光明子、罗勒子	光明子
母丁香	母丁香、鸡舌香	母丁香
亚麻子	亚麻子、胡麻子	亚麻子
玉米须	玉米须、玉蜀黍须	玉米须
乌枣	乌枣、焦枣	乌枣
乌梅	乌梅肉、酸梅肉、乌梅	乌梅
地肤子	地肤子	地肤子
红豆蔻	红豆蔻	红豆蔻
西青果	藏青果、西青果	西青果
西瓜皮	西瓜皮、西瓜衣	西瓜皮
西瓜翠	西瓜翠	西瓜翠
赤小豆	赤小豆、红小豆	赤小豆
赤雹	赤雹	赤雹
豆蔻	豆蔻、紫豆蔻、白豆蔻	豆蔻

处方正名	处方常用名	处方药味应付
豆蔻仁	豆蔻仁、紫蔻仁、白蔻仁、蔻米	豆蔻仁
诃子	诃子、诃子肉、诃黎勒	诃子肉
连翘	连翘、净连翘、青连翘	连翘
芸苔子	芸苔子、油菜子	芸苔子
沙苑子	沙苑子、潼蒺藜、沙苑蒺藜	沙苑子
花椒	花椒、蜀椒	花椒
皂角子	皂角子	皂角子
抽葫芦	葫芦、抽葫芦	抽葫芦
苦楝子	苦楝子	苦楝子
金樱子	金樱子、金樱子肉、金樱肉	金樱子肉
使君子	使君子	使君子
使君子仁	使君子仁、使君子肉	使君子仁
急性子	急性子、凤仙花子	急性子
青果	青果、干青果	青果
青椒	青椒、川椒、青川椒	青椒
青葙子	青葙子	青葙子
柏子仁	柏子仁、柏仁	柏子仁
荜茇	荜茇、洋荜茇	荜茇
荜澄茄	荜澄茄	荜澄茄
茺蔚子	茺蔚子、益母草子、三角胡麻	茺蔚子
草豆蔻	草豆蔻、草蔻	草豆蔻
砂仁	砂仁、砂米、阳春砂、缩砂	砂仁
砂仁壳	砂仁壳、砂壳	砂仁壳
韭菜子	韭菜子	韭菜子
胡椒	胡椒、白胡椒	胡椒
胖大海	胖大海、大海、蓬大海、安南子	胖大海
柿蒂	柿蒂	柿蒂
南瓜子	南瓜子	南瓜子
桑椹	桑椹、黑桑椹	桑椹
荔枝核	荔枝核	荔枝核
香椿子	香椿子	香椿子
枸杞子	枸杞子、甘枸杞、杞子	枸杞子
郁李仁	郁李仁、李仁	郁李仁
枳椇子	枳椇子	枳椇子
秫米	秫米、北秫米	秫米

续表

处方正名	处方常用名	处方药味应付
娑罗子	娑罗子、梭罗子	娑罗子
浮小麦	浮小麦	浮小麦
核桃仁	核桃仁、胡桃仁	核桃仁
桃仁	桃仁、山桃仁、净桃仁、桃仁泥	桃仁
预知子	预知子、八月札	预知子
绿豆衣	绿豆衣、绿豆皮	绿豆衣
莲子	莲子、莲子肉、莲肉、建莲肉、湖莲肉、湘莲肉	莲子肉
莲子心	莲子心、莲心	莲子心
莲房	莲房、莲蓬	莲房
蛇床子	蛇床子	蛇床子
菟丝子	菟丝子	菟丝子
甜杏仁	甜杏仁、叭哒杏仁	甜杏仁
甜瓜蒂	甜瓜蒂、苦丁香、瓜蒂	甜瓜蒂
甜瓜子	甜瓜子、香瓜子	甜瓜子
鸦胆子	鸦胆子	鸦胆子
猪牙皂	猪牙皂、牙皂、皂角	猪牙皂
葱子	葱子、老葱子	葱子
黑芝麻	黑芝麻、黑脂麻	黑芝麻
黑豆	黑豆	黑豆
楮实子	楮实子、楮实	楮实子
蓖麻子	蓖麻子	蓖麻子
雄黑豆	雄黑豆	雄黑豆
锦灯笼	锦灯笼、灯笼	锦灯笼
葶苈子	葶苈子、甜葶苈、苦葶苈	葶苈子
路路通	路路通	路路通
粳米	粳米	粳米
榧子	榧子、大榧子	榧子
鹤虱	老鹤虱、天名精、天名精子、鹤虱	鹤虱
南鹤虱	南鹤虱	南鹤虱
橘络	橘络	橘络
蕤仁	蕤仁	蕤仁
糠谷老	糠谷老、谷老	糠谷老
覆盆子	覆盆子、复盆子	覆盆子
穞豆衣	穞豆衣、穞豆皮	穞豆衣
穞豆	穞豆、黑穞豆、小穞豆	穞豆

处方正名	处方常用名	处方药味应付
地骨皮	地骨皮、枸杞根皮	地骨皮
地枫皮	地枫、地枫皮、追地枫、钻地枫	地枫皮
肉桂	肉桂、紫油桂、桂心、企边桂、玉桂	肉桂
官桂	官桂、桶官桂	官桂
马宝	马宝	马宝
土鳖虫	土鳖虫、地鳖虫、䗪虫	土鳖虫
九香虫	九香虫	九香虫
凤凰衣	凤凰衣	凤凰衣
牛黄	牛黄、京牛黄、丑宝	牛黄
体外培育牛黄	体外培育牛黄	体外培育牛黄
人工牛黄	人工牛黄	人工牛黄
五倍子	五倍子	五倍子
白海巴	海巴、白海巴、白贝齿	白海巴
石决明	石决明、九孔石决、生石决	石决明
生牡蛎	生牡蛎	生牡蛎
生瓦楞子	生瓦楞子、生瓦楞	生瓦楞子
生蛤壳	生蛤壳	生蛤壳
冬虫夏草	冬虫夏草、冬虫草、虫草	冬虫夏草
地龙	地龙、地龙肉、净地龙、广地龙、苏地龙	地龙
全蝎	全蝎、蝎子、淡全蝎、全虫	全蝎
鱼脑石	鱼枕骨、鱼脑石	鱼脑石
金钱白花蛇	金钱白花蛇	金钱白花蛇
夜明砂	夜明砂	夜明砂
虻虫	虻虫	虻虫
蚕茧	蚕茧、家蚕茧	蚕茧
蚕砂	蚕砂、晚蚕砂、净蚕砂	蚕砂
狗肾	狗肾、黄狗肾、家狗肾、柴狗肾、狗鞭	狗肾
壁虎	守宫、壁虎	壁虎
珍珠	珍珠	珍珠
珍珠母	珍珠母	珍珠母
海马	海马	海马
海龙	海龙	海龙
海狗肾	海狗肾、腽肭脐	海狗肾
海螵蛸	海螵蛸、乌贼骨	海螵蛸
桑螵蛸	桑螵蛸	桑螵蛸

续表

处方正名	处方常用名	处方药味应付
鹿鞭	鹿肾、鹿鞭	鹿鞭
望月砂	望月砂	望月砂
紫草茸	紫草茸	紫草茸
紫贝齿	紫贝齿、贝齿	紫贝齿
蛤蚧	蛤蚧、对蛤蚧	蛤蚧
蜂房	蜂房、露蜂房	蜂房
蜈蚣	蜈蚣	蜈蚣
蜥蜴	马蛇子、麻蛇子、马舌子	蜥蜴
蝉蜕	蝉蜕、蝉衣、虫衣	蝉蜕
熊胆	熊胆	熊胆
蝼蛄	蝼蛄、土狗	蝼蛄
麝香	麝香	麝香
人工麝香	人工麝香	人工麝香
大青盐	大青盐	大青盐
生禹余粮	生禹余粮、生禹粮石	生禹余粮
生白石英	生白石英	生白石英
生龙齿	生龙齿	生龙齿
生龙骨	生龙骨	生龙骨
生硫黄	生硫黄	生硫黄
生紫石英	生紫石英	生紫石英
生磁石	生磁石	生磁石
生赭石	生赭石	生赭石
生阳起石	生阳起石	生阳起石
无名异	无名异、土子	无名异
云母石	云母石、云母	云母石
白硇砂	白硇砂、盐硇砂、岩硇砂	白硇砂
石膏	石膏、生石膏	生石膏
玛瑙	玛瑙	玛瑙
胆矾	胆矾、蓝矾	胆矾
琥珀	琥珀	琥珀
滑石块	滑石块	滑石块
滑石粉	滑石粉、滑石	滑石粉
寒水石	寒水石	寒水石
马勃	马勃、马屁勃	马勃
天竺黄	竺黄、天竺黄	天竺黄

处方正名	处方常用名	处方药味应付
伏龙肝	伏龙肝、灶心土	伏龙肝
百草霜	百草霜	百草霜
血竭	血竭、麒麟竭	血竭
芦荟	芦荟	芦荟
阿魏	阿魏、臭阿魏	阿魏
枫香脂	枫香脂、白芸香、白胶香	枫香脂
海金沙	海金沙	海金沙
雷丸	雷丸	雷丸
紫河车	紫河车	紫河车

附录二 特殊煎煮品种

凡本规程规定或处方注明有"先煎"、"后下"、"包煎"、"烊化"、"冲服"、"煎汤代水"、"榨汁"等特殊要求的药物，应按要求进行操作。

1. 先煎品种及煎煮方法

先煎品种：生石决明、生石膏、生磁石、生赭石、生紫石英、生自然铜、生龟甲、生鳖甲、生珍珠母、生牡蛎、生瓦楞子、生紫贝齿、生龙骨、生龙齿、生寒水石、生蛤壳、生禹余粮、川乌、草乌、附子、水牛角、滑石块、白海巴、金礞石（布包，先煎）。

煎煮方法：将先煎的药物煮沸 20~30 分钟，再加入群药同煎。

2. 后下品种及煎煮方法

后下品种：薄荷、鲜薄荷、鲜藿香、鲜佩兰、紫苏叶、砂仁、豆蔻、钩藤、番泻叶、沉香。

煎煮方法：在群药煎好前 5~10 分钟，加入后下药同煎。

3. 包煎品种及煎煮方法

包煎品种：旋覆花、车前子、葶苈子、六一散、青黛、黛蛤散、生蒲黄、滑石粉、儿茶、金礞石、海金沙。

煎煮方法：将药物装入纯棉纱布袋与群药同煎。

4. 烊化品种及煎煮方法

烊化品种：阿胶、鹿角胶、龟甲胶、鳖甲胶、龟鹿二仙胶、饴糖。

煎煮方法：将药物加入适量热水或加热炖熔化，兑入煎好的药液同服。

5. 另煎品种及煎煮方法

另煎品种：野山人参、人参、红参、西洋参、鹿茸片、羚羊角片、西红花、冬虫夏草。

煎煮方法：将需另煎的药物，置适宜的药锅中，加适量水，单独煎煮 1~2 小时，滤取药液合并到汤药中服用。

6. 冲服品种及服用方法

冲服品种：牛黄（含人工牛黄）、朱砂粉、熊胆粉、鹿茸粉、三七粉、珍珠粉、羚羊角粉、沉香粉、琥珀粉、水牛角浓缩粉、玳瑁粉、马宝粉、猴枣粉、狗宝粉。

服用方法：以少量水或随汤药冲服。

7. 兑服品种及服用方法

兑服品种：竹沥水、竹沥膏、生姜汁、黄酒、蜂蜜。

服用方法：不需煎煮，兑入煎好的药液中同服。

8. 对于其他特殊要求的药物，按处方要求操作。

附录三　捣碎品种

（一）可预先捣碎以备调配的品种

药物质地坚硬，捣碎后其质量不变。故可预先碾碎或串碎，供调配装斗使用：

三七、土贝母、延胡索、山慈菇、娑罗子、川楝子、决明子、赤小豆、白扁豆、牵牛子、雄黑豆、鹅枳实、木腰子、金果榄、光慈菇、制龟甲、制鳖甲、鱼脑石、海螵蛸、穿山甲、蛤壳、生蛤壳、生瓦楞子、生紫贝齿、生石决明、生牡蛎、生龙骨、珍珠母、生磁石、生赭石、生海浮石、阳起石、白矾、秋石、禹余粮、白海巴、生龙齿、金礞石、青礞石、生石膏、生寒水石、滑石块、胆矾、生紫石英、生白石英、炉甘石、钟乳石、煅自然铜、煅赤石脂、五倍子、茯苓块、雷丸、预知子、甜瓜子。

（二）调配处方时临时捣碎的品种

含油脂类、贵重细料或有效成分易挥发的品种，如预先加工备用，不但是有效成分损失，还易出现虫蛀、发霉、泛油、变质情况。

这类品种如用量较大，又必须提前进行捣碎时，其储存量不超过两周时间为宜，一般均应在调配时临时用铜缸捣碎再用。

法半夏、砂仁、肉豆蔻、沉香、红豆蔻、豆蔻、草豆蔻、草果、荔枝核、蕤仁、白胡椒、肉桂、郁李仁、橘核、瓜蒌子、亚麻子、苍耳子、石莲子、使君子、榧子、芥子、紫苏子、莱菔子、牛蒡子、芸苔子、诃子、马蔺子、苘麻子、冬瓜子、补骨脂、刀豆、大风子、胡芦巴、荜茇、紫河车、益智、黑芝麻、公丁香、母丁香、白果、酸枣仁、苦杏仁、核桃仁、桃仁、枳椇子、两头尖、猪牙皂、大皂角、辛夷、儿茶、没食子、川贝母、阿胶、龟甲胶、鹿角胶、鳖甲胶。

附录四 处方管理办法（试行）

第一条 为加强处方开具、调剂、使用、保存的规范化管理，提高处方质量，促进合理用药，保障患者用药安全，依据《执业医师法》、《药品管理法》、《医疗机构管理条例》等有关法律、法规，制定本办法。

第二条 本办法适用于开具、审核、调剂、保管处方的相应机构和人员。

第三条 处方是由注册的执业医师和执业助理医师（以下简称"医师"）在诊疗活动中为患者开具的、由药学专业技术人员审核、调配、核对，并作为发药凭证的医疗用药的医疗文书。

第四条 处方药必须凭医师处方销售、调剂和使用。

医师处方和药学专业技术人员调剂处方应当遵循安全、有效、经济的原则，并注意保护患者的隐私权。

第五条 经注册的执业医师在执业地点取得相应的处方权。

经注册的执业助理医师开具的处方须经所在执业地点执业医师签字或加盖专用签章后方有效。

经注册的执业助理医师在乡、民族乡、镇的医疗、预防、保健机构执业，在注册的执业地点取得相应的处方权。

试用期的医师开具处方，须经所在医疗、预防、保健机构有处方权的执业医师审核、并签名或加盖专用签章后方有效。医师须在注册的医疗、预防、保健机构签名留样及专用签章备案后方可开具处方。

医师被责令暂停执业、被责令离岗培训期间或被注销、吊销执业证书后，其处方权即被取消。

第六条 医师应当根据医疗、预防、保健需要，按照诊疗规范、药品说明书中的药品适应证、药理作用、用法、用量、禁忌、不良反应和注意事项等开具处方。开具麻醉药品、精神药品、医疗用毒性药品、放射性药品的处方须严格遵守有关法律、法规和规章的规定。

第七条 处方为开具当日有效。特殊情况下需延长有效期的，由开具处方的医师注明有效期限，但有效期最长不得超过 3 天。

第八条 处方格式由三部分组成：

（一）前记：包括医疗、预防、保健机构名称，处方编号，费别、患者姓名、性别、年龄、门诊或住院病历号，科别或病室和床位号、临床诊断、开具日期等，并可添列专科要求的项目。

（二）正文：以 Rp 或 R（拉丁文 Recipe "请取"的缩写）标示，分列药品名称、规格、数量、用法用量。

（三）后记：医师签名和/或加盖专用签章，药品金额以及审核、调配、核对、发药的药学专业技术人员签名。

第九条　处方由各医疗机构按规定的格式统一印制。麻醉药品处方、急诊处方、儿科处方、普通处方的印刷用纸应分别为淡红色、淡黄色、淡绿色、白色。并在处方右上角以文字注明。

第十条　处方书写必须符合下列规则：

（一）处方记载的患者一般项目应清晰、完整，并与病历记载相一致。

（二）每张处方只限于一名患者的用药。

（三）处方字迹应当清楚，不得涂改。如有修改，必须在修改处签名及注明修改日期。

（四）处方一律用规范的中文或英文名称书写。医疗、预防、保健机构或医师、药师不得自行编制药品缩写名或用代号。书写药品名称、剂量、规格、用法、用量要准确规范，不得使用"遵医嘱"、"自用"等含糊不清字句。

（五）年龄必须写实足年龄，婴幼儿写日、月龄。必要时，婴幼儿要注明体重。西药、中成药、中药饮片要分别开具处方。

（六）西药、中成药处方，每一种药品须另起一行。每张处方不得超过五种药品。

（七）中药饮片处方的书写，可按君、臣、佐、使的顺序排列；药物调剂、煎煮的特殊要求注明在药品之后上方，并加括号，如布包、先煎、后下等；对药物的产地、炮制有特殊要求，应在药名之前写出。

（八）用量。一般应按照药品说明书中的常用剂量使用，特殊情况需超剂量使用时，应注明原因并再次签名。

（九）为便于药学专业技术人员审核处方，医师开具处方时，除特殊情况外必须注明临床诊断。

（十）开具处方后的空白处应画一斜线，以示处方完毕。

（十一）处方医师的签名式样和专用签章必须与在药学部门留样备查的式样相一致，不得任意改动，否则应重新登记留样备案。

第十一条　药品名称以《中华人民共和国药典》收载或药典委员会公布的《中国药品通用名称》或经国家批准的专利药品名为准。如无收载，可采用通用名或商品名。药名简写或缩写必须为国内通用写法。中成药和医院制剂品名的书写应当与正式批准的名称一致。

第十二条　药品剂量与数量一律用阿拉伯数字书写。剂量应当使用公制单位：重量以克（g）、毫克（mg）、微克（μg）、纳克（ng）为单位；容量以升（l）、毫升（ml）为单位；国际单位（IU）、单位（U）计算。片剂、丸剂、胶囊剂、冲剂分别以片、丸、粒、袋为单位；溶液剂以支、瓶为单位；软膏及霜剂以支、盒为单位；注射剂以支、瓶为单位，应注明含量；饮片以剂或付为单位。

第十三条 处方一般不得超过 7 日用量；急诊处方一般不得超过 3 日用量；对于某些慢性病、老年病或特殊情况，处方用量可适当延长，但医师必须注明理由。麻醉药品、精神药品、医疗用毒性药品、放射性药品的处方用量应当严格执行国家有关规定。开具麻醉药品处方时，应有病历记录。

第十四条 医师利用计算机开具普通处方时，需同时打印纸质处方，其格式与手写处方一致，打印的处方经签名后有效。药学专业技术人员核发药品时，必须核对打印处方无误后发给药品，并将打印处方收存备查。

第十五条 药学专业技术人员应按操作规程调剂处方药品：认真审核处方，准确调配药品，正确书写药袋或粘贴标签，包装；向患者交付处方药品时，应当对患者进行用药交代与指导。

第十六条 药学专业技术人员须凭医师处方调剂处方药品，非经医师处方不得调剂。

第十七条 取得药学专业技术资格人员方可从事处方调剂、调配工作。非药学专业技术人员不得从事处方调剂、调配工作。具有药师以上药学专业技术职务任职资格的人员负责处方审核、评估、核对、发药以及安全用药指导。药士从事处方调配工作；确因工作需要，经培训考核合格后，也可以承担相应的药品调剂工作。药学专业技术人员签名式样应在本机构药学部门或药品零售企业留样备查。

药学专业技术人员停止在医疗、预防、保健机构或药品零售企业执业时，其处方调剂权即被取消。

第十八条 药学专业技术人员应当认真逐项检查处方前记、正文和后记书写是否清晰、完整，并确认处方的合法性。

第十九条 药学专业技术人员应当对处方用药适宜性进行审核。包括下列内容：

（一）对规定必须做皮试的药物，处方医师是否注明过敏试验及结果的判定；

（二）处方用药与临床诊断的相符性；

（三）剂量、用法；

（四）剂型与给药途径；

（五）是否有重复给药现象；

（六）是否有潜在临床意义的药物相互作用和配伍禁忌。

第二十条 药学专业技术人员经处方审核后，认为存在用药安全问题时，应告知处方医师，请其确认或重新开具处方，并记录在处方调剂问题专用记录表上，经办药学专业技术人员应当签名，同时注明时间。药学专业技术人员发现药品滥用和用药失误，应拒绝调剂，并及时告知处方医师，但不得擅自更改或者配发代用药品。对于发生严重药品滥用和用药失误的处方，药学专业技术人员应当按有关规定报告。

第二十一条 药学专业技术人员调剂处方时必须做到"四查十对"。查处方，对科别、姓名、年龄；查药品，对药名、规格、数量、标签；查配伍禁忌，对药品性状、用法用量；查用药合理性，对临床诊断。发出的药品应注明患者姓名和药品名称、用法、用量。

发出药品时应按药品说明书或处方医嘱，向患者或其家属进行相应的用药交代与指导，包括每种药品的用法、用量、注意事项等。

第二十二条　药学专业技术人员在完成处方调剂后，应当在处方上签名。

第二十三条　药学专业技术人员对于不规范处方或不能判定其合法性的处方，不得调剂。

第二十四条　处方由调剂、出售处方药品的医疗、预防、保健机构或药品零售企业妥善保存。普通处方、急诊处方、儿科处方保存 1 年，医疗用毒性药品、精神药品及戒毒药品处方保留 2 年，麻醉药品处方保留 3 年。处方保存期满后，经医疗、预防、保健机构或药品零售企业主管领导批准、登记备案，方可销毁。

第二十五条　除医疗用毒性药品、精神药品、麻醉药品及戒毒药品外，任何医疗、预防、保健机构不得限制就诊人员持处方到其他医疗、预防、保健机构或药品零售企业购药。

第二十六条　本办法所称药学专业技术人员包括医疗、预防、保健机构和药品零售企业的、具有相应药学专业技术职务任职资格和资质的人员。

第二十七条　本办法由卫生部、国家中医药管理局负责解释。

第二十八条　本办法自 2004 年 9 月 1 日起施行。各医疗机构原印制的处方与本办法不符的，可以使用到 2004 年 12 月 31 日。

附录五　医疗机构中药煎药室管理规范

（国中医药发〔2009〕3 号）

第一章　总则

第一条　为加强医疗机构中药煎药室规范化、制度化建设，保证中药煎药质量，根据有关法律、行政法规的规定，制定本规范。

第二条　本规范适用于开展中药煎药服务的各级各类医疗机构。

第二章　设施与设备要求

第三条　中药煎药室（以下称煎药室）应当远离各种污染源，周围的地面、路面、植被等应当避免对煎药造成污染。

第四条　煎药室的房屋和面积应当根据本医疗机构的规模和煎药量合理配置。工作区和生活区应当分开，工作区内应当设有储藏（药）、准备、煎煮、清洗等功能区域。

第五条　煎药室应当宽敞、明亮，地面、墙面、屋顶应当平整、洁净、无污染、易清洁，应当有有效的通风、除尘、防积水以及消防等设施，各种管道、灯具、风口以及其他设施应当避免出现不易清洁的部位。

第六条　煎药室应当配备完善的煎药设备设施，并根据实际需要配备储药设施、冷藏设施以及量杯（筒）、过滤装置、计时器、贮药容器、药瓶架等。

第七条　煎药工作台面应当平整、洁净。

煎药容器应当以陶瓷、不锈钢、铜等材料制作的器皿为宜，禁用铁制等易腐蚀器皿。

储药容器应当做到防尘、防霉、防虫、防鼠、防污染。用前应当严格消毒，用后应当及时清洗。

第三章　人员要求

第八条　煎药室应当由具备一定理论水平和实际操作经验的中药师具体负责煎药室的业务指导、质量监督及组织管理工作。

第九条　煎药人员应当经过中药煎药相关知识和技能培训并考核合格后方可从事中药煎药工作。

煎药工作人员需有计划地接受相关专业知识和操作技能的岗位培训。

第十条　煎药人员应当每年至少体检一次。传染病、皮肤病等患者和乙肝病毒携带者、体表有伤口未愈合者不得从事煎药工作。

第十一条　煎药人员应当注意个人卫生。煎药前要进行手的清洁，工作时应当穿戴专用的工作服并保持工作服清洁。

第四章　煎药操作方法

第十二条　煎药应当使用符合国家卫生标准的饮用水。待煎药物应当先行浸泡，浸泡时间一般不少于 30 分钟。

煎煮开始时的用水量一般以浸过药面 2～5 厘米为宜，花、草类药物或煎煮时间较长的应当酌量加水。

第十三条　每剂药一般煎煮两次，将两煎药汁混合后再分装。

煎煮时间应当根据方剂的功能主治和药物的功效确定。一般药物煮沸后再煎煮 20～30 分钟；解表类、清热类、芳香类药物不宜久煎，煮沸后再煎煮 15～20 分钟；滋补药物先用武火煮沸后，改用文火慢煎约 40～60 分钟。药剂第二煎的煎煮时间应当比第一煎的时间略缩短。

煎药过程中要搅拌药料 2～3 次。搅拌药料的用具应当以陶瓷、不锈钢、铜等材料制作的棍棒为宜，搅拌完一药料后应当清洗再搅拌下一药料。

第十四条　煎药量应当根据儿童和成人分别确定。儿童每剂一般煎至 100～300 毫升，成人每剂一般煎至 400～600 毫升，一般每剂按两份等量分装，或遵医嘱。

第十五条　凡注明有先煎、后下、另煎、烊化、包煎、煎汤代水等特殊要求的中药饮片，应当按照要求或医嘱操作。

（一）先煎药应当煮沸 10～15 分钟后，再投入其他药料同煎（已先行浸泡）。

（二）后下药应当在第一煎药料即将煎至预定量时，投入同煎 5～10 分钟。

（三）另煎药应当切成小薄片，煎煮约 2 小时，取汁；另炖药应当切成薄片，放入有盖容器内加入冷水（一般为药量的 10 倍左右）隔水炖 2～3 小时，取汁。此类药物的原处方如系复方，则所煎（炖）得的药汁还应当与方中其他药料所煎得的药汁混匀后，再行分装。某些特殊药物可根据药性特点具体确定煎（炖）药时间（用水适量）。

（四）溶化药（烊化）应当在其他药煎至预定量并去渣后，将其置于药液中，微火煎药，同时不断搅拌，待需溶化的药溶解即可。

（五）包煎药应当装入包煎袋闭合后，再与其他药物同煎。包煎袋材质应符合药用要求（对人体无害）并有滤过功能。

（六）煎汤代水药应当将该类药物先煎 15～25 分钟后，去渣、过滤、取汁，再与方中其他药料同煎。

（七）对于久煎、冲服、泡服等有其他特殊煎煮要求的药物，应当按相应的规范操作。

先煎药、后下药、另煎或另炖药、包煎药、煎汤代水药在煎煮前均应当先行浸泡，浸泡时间一般不少于 30 分钟。

第十六条　药料应当充分煎透，做到无糊状块、无白心、无硬心。

煎药时应当防止药液溢出、煎干或煮焦。煎干或煮焦者禁止药用。

第十七条　内服药与外用药应当使用不同的标识区分。

第十八条 煎煮好的药液应当装入经过清洗和消毒并符合盛放食品要求的容器内，严防污染。

第十九条 使用煎药机煎煮中药，煎药机的煎药功能应当符合本规范的相关要求。应当在常压状态煎煮药物，煎药温度一般不超过100℃。煎出的药液量应当与方剂的剂量相符，分装剂量应当均匀。

第二十条 包装药液的材料应当符合药品包装材料国家标准。

第五章 煎药室的管理

第二十一条 煎药室应当由药剂部门统一管理。药剂部门应有专人负责煎药室的组织协调和管理工作。

第二十二条 药剂部门应当根据本单位的实际情况制定相应的煎药室工作制度和相关设备的标准化操作程序（SOP），工作制度、操作程序应当装订成册并张挂在煎药室的适宜位置，严格执行。

第二十三条 煎药人员在领药、煎药、装药、送药、发药时应当认真核对处方（或煎药凭证）有关内容，建立收发记录，内容真实、记录完整。

每方（剂）煎药应当有一份反映煎药各个环节的操作记录。记录应保持整洁，内容真实、数据完整。

第二十四条 急煎药物应在2小时内完成，要建立中药急煎制度并规范急煎记录。

第二十五条 煎药设备设施、容器使用前应确保清洁，要有清洁规程和每日清洁记录。用于清扫、清洗和消毒的设备、用具应放置在专用场所妥善保管。

煎药室应当定期消毒。洗涤剂、消毒剂品种应定期更换，符合《食品工具、设备用洗涤卫生标准》（GB14930.1）和《食品工具、设备用洗涤消毒剂卫生标准》（GB14930.2）等有关卫生标准和要求，不得对设备和药物产生腐蚀和污染。

第二十六条 传染病病人的盛药器具原则上应当使用一次性用品，用后按照医疗废物进行管理和处置。不具备上述条件的，对重复使用的盛药器具应当加强管理，固定专人使用，且严格消毒，防止交叉污染。

第二十七条 加强煎药的质量控制、监测工作。药剂科负责人应当定期（每季度至少一次）对煎药工作质量进行评估、检查，征求医护人员和住院病人意见，并建立质量控制、监测档案。

第六章 附 则

第二十八条 本规范自发布之日起施行，国家中医药管理局于1997年印发的《中药煎药室管理规范》同时废止。

第二十九条 本规范由国家中医药管理局负责解释。

同步训练参考答案

第一章　中药饮片调剂技术入门

一、填空题

1. 中药店或中药房的调剂人员根据医师处方要求，依据配方程序和原则，及时、准确地将中药饮片调配和发售成供患者使用的药剂的一项操作技术

2. 《中华人民共和国药品管理法》、《中华人民共和国药典》、《中药饮片调剂规范》、《中药饮片炮制规范》

3. 饮片斗柜、调剂台、储药柜

4. 戥杆、戥盘、戥纽、戥砣

5. 戥杆侧面的第一个星、用于检测戥子是否平衡

6. 1；2

7. 15

8. 临时捣碎饮片

9. 处方前记、脉案、处方正文、处方后记

10. 煅龙骨、煅牡蛎；苍术、白术；焦神曲、焦麦芽、焦山楂；知母、黄柏；柴胡、前胡；刺蒺藜、沙苑子

11. 大血藤；首乌藤；甘草；大黄；山茱萸；牛蒡子；辛夷；全蝎；肉苁蓉

12. 常规用名，正名、别名、处方全名、并开药名

二、单选题

1. D；2. A；3. B；4. C；5. D；6. B；7. A；8. C；9. D；10. D

三、多选题

1. BCE；2. BCD；3. ABE；4. ABCDE；5. CD

四、简答题（略）

第二章　掸斗与装斗

一、单选题

1. C；2. C；3. D

二、多选题

1. ABCDE；2. ABCE

三、简答题（略）

第三章　审　　方

一、单选题

1. C；2. A；3. D；4. D；5. C

二、多选题

1. ABC；2. ABC；3. BD；4. BC；5. CDE

三、简答题（略）

第四章　计价与收费

一、单选题

1. D；2. C；3. E

二、多选题

1. ABCDE；2. CDE

三、简答题（略）

第五章　调配与复核

一、填空题

1. 清场、调配前审方、选择和码放包装纸

2. 门票

3. 齐眉，逐剂

二、单选题

1. E；2. B；3. B；4. C；5. B

三、多选题

1. ABCDE；2. ABC；3. AC；4. BD

四、简答题（略）

第六章　包装与发药

一、单选题

1. B；2. B；3. B；4. B；5. A

二、多选题

1. ABCDE；2. ABCDE

三、简答题（略）

第七章　代客煎药

简答题（略）

第八章　中药饮片的贮藏与养护

一、填空题

1. 含水量

2. 20℃

3. 变色、变质

4. 干燥、冷藏

5. 升华

6. 表面积

7. 变色

8. 10～15

9. 15～25

10. 塑料帐篷、密封起来、空气（或氧气 O_2）、制氮机、氮气、二氧化碳

11. 挥发

二、单选题

1. D；2. C

三、多选题

1. BCDE；2. ACDE；3. ABCDE